U0386768

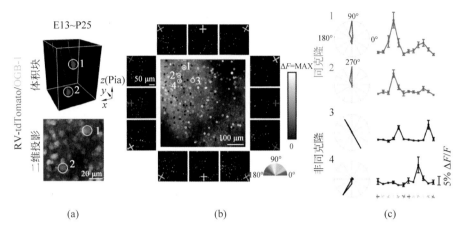

图 3.5　E13 标记的姐妹神经元及周围神经元的朝向选择性

（a）E13 标记克隆的三维视图（上）和二维投影图（下）。神经元（1~2）为胚胎期用逆转录病毒标记的姐妹神经元。x、y、z 轴的长度代表 10 μm，其方向表示克隆的空间方向，z 轴垂直于皮层表面并指向软脑膜方向。（b）位于中心的是 1~2 姐妹神经元所在平面朝向图谱的投影图。外圈的小图代表各个方向光栅（箭头所指）出现时神经元的响应情况，其灰度代表 ΔF 值。（c）图（b）中标注的同克隆姐妹神经元（1~2）以及对照神经元（3~4）的朝向选择性。左侧为极坐标图，其最外圈标准化为该神经元最大的 $\Delta F/F$ 值。右侧为神经元在不同朝向光栅出现时标准化的荧光强度变化（$\Delta F/F$）图。方形的点代表神经元对该朝向响应的平均值，误差线表示均值标准差。视觉刺激的方向在最下排显示。标尺代表 5% $\Delta F/F$。

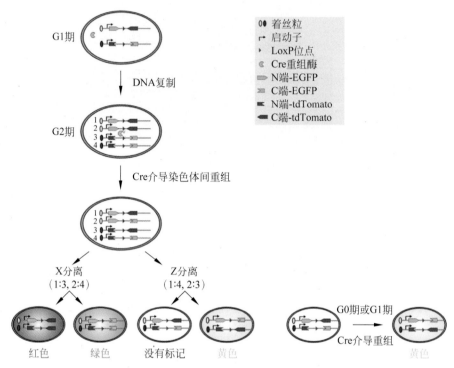

图 4.1　MADM 标记策略

MADM 标记是将两个互相嵌合的标记基因(EGFP 和 tdTomato)敲入同源染色体的同一位点。在分裂的细胞中由 Cre 重组酶介导细胞周期 G2 期染色体间的重组,使得在一对染色体上生成有功能的 EGFP 和 tdTomato。染色单体的 X 分离产生红色荧光和绿色荧光细胞。染色单体的 Z 分离模式产生一个无标记的细胞和一个红绿双标记(黄色)的细胞。在 G0 期或有丝分裂 G1 期也可能发生染色体间的重组,得到一个双标记的黄色细胞。

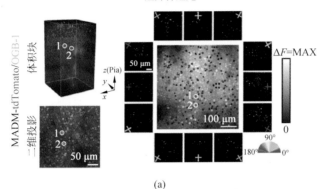

(a)

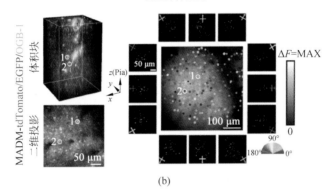

(b)

图 5.1　E13 和 E11 标记的克隆相关神经元的朝向选择性

(a)和(b)左侧图展示了典型的 E13 和 E11 用 MADM 方式标记的不对称分裂克隆和对称分裂克隆,以及附近 OGB-1(暗绿色)感染的细胞。上方为克隆的三维双光子成像图,下方为两个代表性的姐妹神经元(1～2,红色,(a))和表姐妹神经元(1～2,绿色和红色,(b))的二维投影图。x、y、z 轴的长度代表 100 μm,方向代表克隆在皮层内的空间方向,z 轴垂直于皮层表面并指向软脑膜。右侧图表示该二维投射平面内神经元的朝向偏好图谱。白色圆圈指示姐妹神经元(a)和表姐妹神经元(b)。外圈图表示在不同方向移动光栅的视觉刺激下神经元的响应情况。ΔF 标尺指示神经元荧光强度变化的程度。

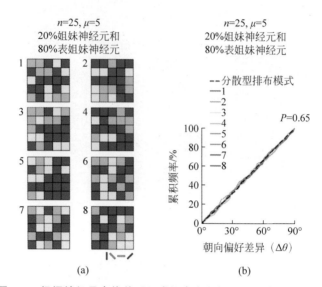

(a)   (b)

图5.4　根据神经元亲缘关系组成拟合小鼠视觉皮层神经功能图谱

(a) 依照 20％姐妹神经元和 80％表姐妹神经元的实验数据拟合出 25 个神经元的功能图谱。
(b)为图(a)中拟合的功能图谱中神经元朝向选择差异的累积分布曲线。每条线代表图(a)中
拟合的功能图谱之一。黑色虚线代表随机生成符合均匀分布的神经元朝向选择性差异累积
分布曲线的均值。使用 Two-sided Mann-Whitney U 检验比较 8 个依据实验数据生成的神经
元朝向选择性与相应随机生成符合均匀分布的神经元朝向选择性的差异。

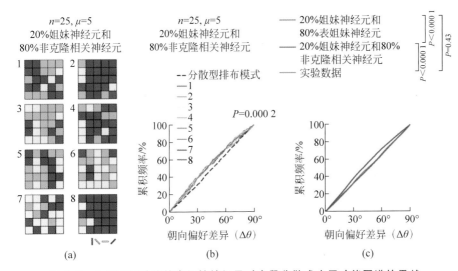

图 5.5　执行不同功能的表姐妹神经元对小鼠分散式皮层功能图谱的贡献

（a）依照 20% 姐妹神经元和 80% 非克隆相关神经元的实验数据拟合出 25 个神经元的功能图谱。（b）为图（a）中拟合的功能图谱中神经元朝向选择差异的累积分布曲线。每条线代表图（a）中拟合的功能图谱之一。黑色虚线代表随机生成符合均匀分布的神经元朝向选择性差异累积分布曲线的均值。使用 Two-sided Mann-Whitney U 检验比较 8 个依据实验数据生成的神经元朝向选择性与相应随机生成符合均匀分布的神经元朝向选择性的差异。（c）20% 姐妹神经元和 80% 表姐妹神经元、20% 姐妹神经元和 80% 非克隆相关神经元拟合的功能图谱以及真实的实验数据中神经元朝向选择差异的累积分布曲线。使用 Two-sided Mann-Whitney U 检验做显著性分析。

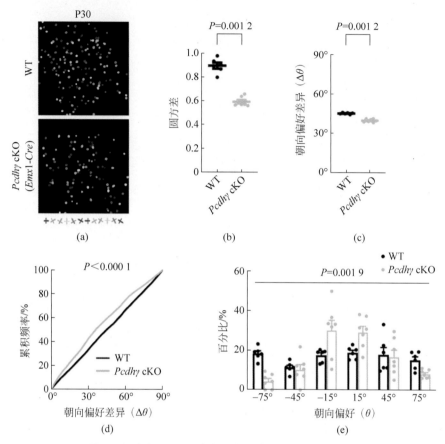

(a)　　　　　　　　　　(b)　　　　　　　　　　(c)

(d)　　　　　　　　　　　(e)

图 6.6　移除 PCDHγ 改变了皮层功能图谱的排列模式

(a) 代表性的 WT(上)和 *Pcdhγ* cKO(下)小鼠初级视觉皮层的朝向偏好图谱。(b) 统计分析
WT 和 *Pcdhγ* cKO 小鼠初级视觉皮层神经元偏好朝向的圆方差。每个点代表一只动物,线代
表均值±均值标准误差(WT,$n=6$; *Pcdhγ* cKO,$n=7$; 使用 Two-sided Mann-Whitney U 检
验做显著性分析)。(c) 统计分析 WT 和 *Pcdhγ* cKO 小鼠初级视觉皮层神经元偏好朝向的差
值。每个点代表一只动物,线代表均值±均值标准误差(WT,$n=6$; *Pcdhγ* cKO,$n=7$; 使用
Two-sided Mann-Whitney U 检验做显著性分析)。(d) WT 和 *Pcdhγ* cKO 小鼠初级视觉皮层
神经元偏好朝向差值的累积分布曲线。*Pcdhγ* cKO 曲线左移说明整体神经元的朝向选择方
差变小。使用 Mann-Whitney 检验做显著性分析。(e) WT 和 *Pcdhγ* cKO 小鼠初级视觉皮层
神经元的偏好朝向(按照引起最大比例神经元响应的主导刺激朝向做标准化)在每个朝向区
间的百分比。使用 Two-Way ANOVA 做显著性检验。

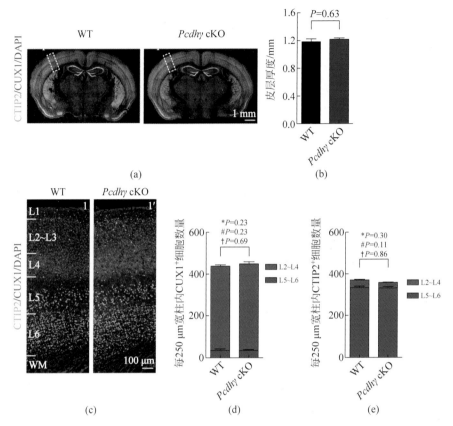

图 6.9　*Pcdhγ* cKO 不影响兴奋性神经元数量与皮层分层结构

(a) P35 的 WT 和 *Pcdhγ* cKO 小鼠脑切片,用 CTIP2(绿色)和 CUX1(红色)抗体做免疫荧光染色,并复染 DAPI(蓝色)。(b) 统计分析 WT 和 *Pcdhγ* cKO 皮层厚度(WT,$n=4$；*Pcdhγ* cKO,$n=3$；使用 two-sided Mann-Whitney U test 做显著性分析)。(c) 图(a)中白框区域的放大图,P35 的 WT 和 *Pcdhγ* cKO 小鼠脑切片用 CTIP2(绿色)和 CUX1(红色)抗体做免疫荧光染色,并复染 DAPI(蓝色)。(d)~(e) 在 250 mm 的矩形框内 WT 和 *Pcdhγ* cKO 皮层 CUX1＋ 和 CTIP2＋ 神经元的数量统计(WT,$n=4$；*Pcdhγ* cKO,$n=3$；使用 two-sided Mann-Whitney U test 做显著性分析)。＊P 代表总体神经元的差异,♯P 代表浅层神经元的差异,†P 代表深层神经元的差异。

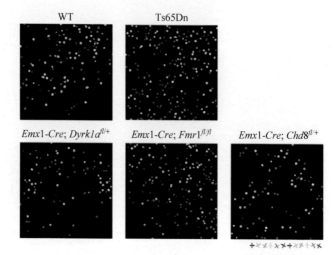

图 7.7   疾病状态下的皮层神经元功能图谱

唐氏综合征（Ts65Dn）与 3 种自闭症相关基因缺失（$Emx1\text{-}Cre$；$Dyrk1a^{fl/+}$，$Emx1\text{-}Cre$；$Fmr1^{fl/fl}$，$Emx1\text{-}Cre$；$Chd8^{fl/+}$）模型小鼠的初级视觉皮层功能图谱。不同颜色表示检测到的有朝向选择性的神经元的偏好朝向，不同颜色代表的方向在右下方显示。

清华大学优秀博士学位论文丛书

神经发育起源调控大脑新皮层功能图谱形成

林阳（Lin Yang）著

Developmental Neuronal Origin Regulates
Neocortical Map Formation

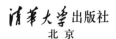

清华大学出版社
北京

内 容 简 介

本书聚焦大脑新皮层的组织特性与功能图谱,研究揭示了不同物种间功能图谱的显著差异,如高等哺乳动物表现为聚集型模式,而啮齿类动物呈现分散型模式。通过谱系追踪、四通道电生理和双光子成像技术,发现新皮层兴奋性神经元的亲缘关系与空间排布影响突触连接及功能组装,而成簇原钙黏蛋白(cPCDHs)则调控图谱的形成,并与唐氏综合征及自闭症相关基因敲除模型的异常密切相关。

本书为深入理解新皮层功能图谱的形成机制提供了理论支持,同时为神经疾病研究和治疗开辟了新思路。适合作为脑科学及相关领域科研人员与师生的重要参考资料。

图书在版编目(CIP)数据

神经发育起源调控大脑新皮层功能图谱形成 / 林阳著. -- 北京:清华大学出版社,2025.1. --(清华大学优秀博士学位论文丛书). -- ISBN 978-7-302-68113-7

Ⅰ. R322.81

中国国家版本馆 CIP 数据核字第 2025C4S520 号

责任编辑:王 倩
封面设计:傅瑞学
责任校对:王淑云
责任印制:杨 艳

出版发行:清华大学出版社
　　网　　址:https://www.tup.com.cn, https://www.wqxuetang.com
　　地　　址:北京清华大学学研大厦 A 座　　邮　　编:100084
　　社 总 机:010-83470000　　邮　　购:010-62786544
　　投稿与读者服务:010-62776969, c-service@tup.tsinghua.edu.cn
　　质量反馈:010-62772015, zhiliang@tup.tsinghua.edu.cn
印 装 者:三河市东方印刷有限公司
经　　销:全国新华书店
开　　本:155mm×235mm　　印　　张:10.25　　插 页:4　　字　　数:182 千字
版　　次:2025 年 3 月第 1 版　　印　　次:2025 年 3 月第 1 次印刷
定　　价:89.00 元

产品编号:106853-01

一流博士生教育
体现一流大学人才培养的高度（代丛书序）①

人才培养是大学的根本任务。只有培养出一流人才的高校，才能够成为世界一流大学。本科教育是培养一流人才最重要的基础，是一流大学的底色，体现了学校的传统和特色。博士生教育是学历教育的最高层次，体现出一所大学人才培养的高度，代表着一个国家的人才培养水平。清华大学正在全面推进综合改革，深化教育教学改革，探索建立完善的博士生选拔培养机制，不断提升博士生培养质量。

学术精神的培养是博士生教育的根本

学术精神是大学精神的重要组成部分，是学者与学术群体在学术活动中坚守的价值准则。大学对学术精神的追求，反映了一所大学对学术的重视、对真理的热爱和对功利性目标的摒弃。博士生教育要培养有志于追求学术的人，其根本在于学术精神的培养。

无论古今中外，博士这一称号都和学问、学术紧密联系在一起，和知识探索密切相关。我国的博士一词起源于 2000 多年前的战国时期，是一种学官名。博士任职者负责保管文献档案、编撰著述，须知识渊博并负有传授学问的职责。东汉学者应劭在《汉官仪》中写道："博者，通博古今；士者，辩于然否。"后来，人们逐渐把精通某种职业的专门人才称为博士。博士作为一种学位，最早产生于 12 世纪，最初它是加入教师行会的一种资格证书。19 世纪初，德国柏林大学成立，其哲学院取代了以往神学院在大学中的地位，在大学发展的历史上首次产生了由哲学院授予的哲学博士学位，并赋予了哲学博士深层次的教育内涵，即推崇学术自由、创造新知识。哲学博士的设立标志着现代博士生教育的开端，博士则被定义为独立从事学术研究、具备创造新知识能力的人，是学术精神的传承者和光大者。

---

① 本文首发于《光明日报》，2017 年 12 月 5 日。

博士生学习期间是培养学术精神最重要的阶段。博士生需要接受严谨的学术训练，开展深入的学术研究，并通过发表学术论文、参与学术活动及博士论文答辩等环节，证明自身的学术能力。更重要的是，博士生要培养学术志趣，把对学术的热爱融入生命之中，把捍卫真理作为毕生的追求。博士生更要学会如何面对干扰和诱惑，远离功利，保持安静、从容的心态。学术精神，特别是其中所蕴含的科学理性精神、学术奉献精神，不仅对博士生未来的学术事业至关重要，对博士生一生的发展都大有裨益。

独创性和批判性思维是博士生最重要的素质

博士生需要具备很多素质，包括逻辑推理、言语表达、沟通协作等，但是最重要的素质是独创性和批判性思维。

学术重视传承，但更看重突破和创新。博士生作为学术事业的后备力量，要立志于追求独创性。独创意味着独立和创造，没有独立精神，往往很难产生创造性的成果。1929 年 6 月 3 日，在清华大学国学院导师王国维逝世二周年之际，国学院师生为纪念这位杰出的学者，募款修造"海宁王静安先生纪念碑"，同为国学院导师的陈寅恪先生撰写了碑铭，其中写道："先生之著述，或有时而不章；先生之学说，或有时而可商；惟此独立之精神，自由之思想，历千万祀，与天壤而同久，共三光而永光。"这是对于一位学者的极高评价。中国著名的史学家、文学家司马迁所讲的"究天人之际，通古今之变，成一家之言"也是强调要在古今贯通中形成自己独立的见解，并努力达到新的高度。博士生应该以"独立之精神、自由之思想"来要求自己，不断创造新的学术成果。

诺贝尔物理学奖获得者杨振宁先生曾在 20 世纪 80 年代初对到访纽约州立大学石溪分校的 90 多名中国学生、学者提出："独创性是科学工作者最重要的素质。"杨先生主张做研究的人一定要有独创的精神、独到的见解和独立研究的能力。在科技如此发达的今天，学术上的独创性变得越来越难，也愈加珍贵和重要。博士生要树立敢为天下先的志向，在独创性上下功夫，勇于挑战最前沿的科学问题。

批判性思维是一种遵循逻辑规则、不断质疑和反省的思维方式，具有批判性思维的人勇于挑战自己，敢于挑战权威。批判性思维的缺乏往往被认为是中国学生特有的弱项，也是我们在博士生培养方面存在的一个普遍问题。2001 年，美国卡内基基金会开展了一项"卡内基博士生教育创新计划"，针对博士生教育进行调研，并发布了研究报告。该报告指出：在美国和欧洲，培养学生保持批判而质疑的眼光看待自己、同行和导师的观点同样非常不容易，批判性思维的培养必须成为博士生培养项目的组成部分。

对于博士生而言，批判性思维的养成要从如何面对权威开始。为了鼓励学生质疑学术权威、挑战现有学术范式，培养学生的挑战精神和创新能力，清华大学在 2013 年发起"巅峰对话"，由学生自主邀请各学科领域具有国际影响力的学术大师与清华学生同台对话。该活动迄今已经举办了 21 期，先后邀请 17 位诺贝尔奖、3 位图灵奖、1 位菲尔兹奖获得者参与对话。诺贝尔化学奖得主巴里·夏普莱斯（Barry Sharpless）在 2013 年 11 月来清华参加"巅峰对话"时，对于清华学生的质疑精神印象深刻。他在接受媒体采访时谈道："清华的学生无所畏惧，请原谅我的措辞，但他们真的很有胆量。"这是我听到的对清华学生的最高评价，博士生就应该具备这样的勇气和能力。培养批判性思维更难的一层是要有勇气不断否定自己，有一种不断超越自己的精神。爱因斯坦说："在真理的认识方面，任何以权威自居的人，必将在上帝的嬉笑中垮台。"这句名言应该成为每一位从事学术研究的博士生的箴言。

提高博士生培养质量有赖于构建全方位的博士生教育体系

一流的博士生教育要有一流的教育理念，需要构建全方位的教育体系，把教育理念落实到博士生培养的各个环节中。

在博士生选拔方面，不能简单按考分录取，而是要侧重评价学术志趣和创新潜力。知识结构固然重要，但学术志趣和创新潜力更关键，考分不能完全反映学生的学术潜质。清华大学在经过多年试点探索的基础上，于 2016 年开始全面实行博士生招生"申请-审核"制，从原来的按照考试分数招收博士生，转变为按科研创新能力、专业学术潜质招收，并给予院系、学科、导师更大的自主权。《清华大学"申请-审核"制实施办法》明晰了导师和院系在考核、遴选和推荐上的权力和职责，同时确定了规范的流程及监管要求。

在博士生指导教师资格确认方面，不能论资排辈，要更看重教师的学术活力及研究工作的前沿性。博士生教育质量的提升关键在于教师，要让更多、更优秀的教师参与到博士生教育中来。清华大学从 2009 年开始探索将博士生导师评定权下放到各学位评定分委员会，允许评聘一部分优秀副教授担任博士生导师。近年来，学校在推进教师人事制度改革过程中，明确教研系列助理教授可以独立指导博士生，让富有创造活力的青年教师指导优秀的青年学生，师生相互促进、共同成长。

　　在促进博士生交流方面,要努力突破学科领域的界限,注重搭建跨学科的平台。跨学科交流是激发博士生学术创造力的重要途径,博士生要努力提升在交叉学科领域开展科研工作的能力。清华大学于2014年创办了"微沙龙"平台,同学们可以通过微信平台随时发布学术话题,寻觅学术伙伴。3年来,博士生参与和发起"微沙龙"12 000多场,参与博士生达38 000多人次。"微沙龙"促进了不同学科学生之间的思想碰撞,激发了同学们的学术志趣。清华于2002年创办了博士生论坛,论坛由同学自己组织,师生共同参与。博士生论坛持续举办了500期,开展了18 000多场学术报告,切实起到了师生互动、教学相长、学科交融、促进交流的作用。学校积极资助博士生到世界一流大学开展交流与合作研究,超过60%的博士生有海外访学经历。清华于2011年设立了发展中国家博士生项目,鼓励学生到发展中国家亲身体验和调研,在全球化背景下研究发展中国家的各类问题。

　　在博士学位评定方面,权力要进一步下放,学术判断应该由各领域的学者来负责。院系二级学术单位应该在评定博士论文水平上拥有更多的权力,也应担负更多的责任。清华大学从2015年开始把学位论文的评审职责授权给各学位评定分委员会,学位论文质量和学位评审过程主要由各学位分委员会进行把关,校学位委员会负责学位管理整体工作,负责制度建设和争议事项处理。

　　全面提高人才培养能力是建设世界一流大学的核心。博士生培养质量的提升是大学办学质量提升的重要标志。我们要高度重视、充分发挥博士生教育的战略性、引领性作用,面向世界、勇于进取,树立自信、保持特色,不断推动一流大学的人才培养迈向新的高度。

清华大学校长

2017 年 12 月

丛书序二

以学术型人才培养为主的博士生教育,肩负着培养具有国际竞争力的高层次学术创新人才的重任,是国家发展战略的重要组成部分,是清华大学人才培养的重中之重。

作为首批设立研究生院的高校,清华大学自 20 世纪 80 年代初开始,立足国家和社会需要,结合校内实际情况,不断推动博士生教育改革。为了提供适宜博士生成长的学术环境,我校一方面不断地营造浓厚的学术氛围,另一方面大力推动培养模式创新探索。我校从多年前就已开始运行一系列博士生培养专项基金和特色项目,激励博士生潜心学术、锐意创新,拓宽博士生的国际视野,倡导跨学科研究与交流,不断提升博士生培养质量。

博士生是最具创造力的学术研究新生力量,思维活跃,求真求实。他们在导师的指导下进入本领域研究前沿,汲取本领域最新的研究成果,拓宽人类的认知边界,不断取得创新性成果。这套优秀博士学位论文丛书,不仅是我校博士生研究工作前沿成果的体现,也是我校博士生学术精神传承和光大的体现。

这套丛书的每一篇论文均来自学校新近每年评选的校级优秀博士学位论文。为了鼓励创新,激励优秀的博士生脱颖而出,同时激励导师悉心指导,我校评选校级优秀博士学位论文已有 20 多年。评选出的优秀博士学位论文代表了我校各学科最优秀的博士学位论文的水平。为了传播优秀的博士学位论文成果,更好地推动学术交流与学科建设,促进博士生未来发展和成长,清华大学研究生院与清华大学出版社合作出版这些优秀的博士学位论文。

感谢清华大学出版社,悉心地为每位作者提供专业、细致的写作和出版指导,使这些博士论文以专著方式呈现在读者面前,促进了这些最新的优秀研究成果的快速广泛传播。相信本套丛书的出版可以为国内外各相关领域或交叉领域的在读研究生和科研人员提供有益的参考,为相关学科领域的发展和优秀科研成果的转化起到积极的推动作用。

感谢丛书作者的导师们。这些优秀的博士学位论文,从选题、研究到成文,离不开导师的精心指导。我校优秀的师生导学传统,成就了一项项优秀的研究成果,成就了一大批青年学者,也成就了清华的学术研究。感谢导师们为每篇论文精心撰写序言,帮助读者更好地理解论文。

感谢丛书的作者们。他们优秀的学术成果,连同鲜活的思想、创新的精神、严谨的学风,都为致力于学术研究的后来者树立了榜样。他们本着精益求精的精神,对论文进行了细致的修改完善,使之在具备科学性、前沿性的同时,更具系统性和可读性。

这套丛书涵盖清华众多学科,从论文的选题能够感受到作者们积极参与国家重大战略、社会发展问题、新兴产业创新等的研究热情,能够感受到作者们的国际视野和人文情怀。相信这些年轻作者们勇于承担学术创新重任的社会责任感能够感染和带动越来越多的博士生,将论文书写在祖国的大地上。

祝愿丛书的作者们、读者们和所有从事学术研究的同行们在未来的道路上坚持梦想,百折不挠! 在服务国家、奉献社会和造福人类的事业中不断创新,做新时代的引领者。

相信每一位读者在阅读这一本本学术著作的时候,在汲取学术创新成果、享受学术之美的同时,能够将其中所蕴含的科学理性精神和学术奉献精神传播和发扬出去。

清华大学研究生院院长

2018 年 1 月 5 日

摘　要

　　大脑新皮层是进化的终端产物,执行一系列高级神经功能,其感觉神经元展现出不同的生理功能特性并形成功能图谱,这是大脑新皮层组织和功能的一个根本属性。然而在不同物种中,大脑皮层功能图谱的组成形式存在明显差异:在高等哺乳动物(如猫、猴等)皮层中,执行相同生理功能的神经元聚集排列在一起,形成聚集型(clustered)功能图谱;而在啮齿类哺乳动物(如小鼠、大鼠等)中,大脑皮层功能图谱则呈现出分散型(salt-and-pepper)模式。目前对大脑皮层功能图谱的发育起源和形成机制仍不清楚。为此,本课题通过系统性分析大脑皮层功能图谱的形成机制、环路以及分子基础,并结合神经疾病状态下大脑皮层功能图谱异常的排列形式,从神经元发育起源的角度揭示了大脑新皮层功能图谱的组装形式。

　　本研究结合谱系追踪、四通道电生理以及双光子在体成像技术,发现新皮层兴奋性神经元的亲缘关系以及空间排布方式影响了其突触连接以及功能特性,进而调控了新皮层功能图谱的精准组装。具体体现在,由进行不对称、神经发生分裂的放射状胶质干细胞(radial glial progenitors,RGPs)所产生的姐妹神经元之间优先形成化学突触联系;而由进行对称、增殖分裂的 RGPs 所产生的表姐妹神经元之间则特异性地减少水平方向的突触形成。与之相符的,水平方向排列的表姐妹神经元呈现出明显的功能差异性,进而加剧了功能图谱的局部异质性,致使小鼠新皮层功能图谱表现为分散型排列形式。此外,姐妹神经元的自发活动存在较高的同步性,而表姐妹神经元自发活动相对独立。进一步研究发现,敲除成簇原钙黏蛋白(clustered protocadherins,cPCDHs),消除了表姐妹神经元之间的功能选择差异,从而改变了大脑新皮层功能图谱的组成模式。此外,唐氏综合征小鼠大脑新皮层中因 cPCDHs 表达下调,导致同克隆神经元功能的相似性增加,大脑皮层功能图谱出现相对主导表征。相反,敲除自闭症相关基因($Dyrk1a$,$Chd8$,$Fmr1$)则会导致姐妹神经元不再作为一个功能单位执行相似的功能。

　　综上所述,本研究发现 cPCDHs 介导的谱系发生过程调控了小鼠新皮层功能图谱(分散型)的形成。该研究为理解新皮层功能图谱形成的内在机制提供了重要的理论基础,也为相关脑疾病的研究提供了新思路。

关键词:新皮层;神经元谱系;朝向选择图谱;突触连接;成簇原钙黏蛋白

Abstract

The neocortex is the seat of higher-order brain functions, and its sensory neurons exhibit distinct functional selectivity constituting the neocortical map. While neocortical neurons with similar functions are clustered and spatially organized into a continuous feature map in higher mammals (e. g. cat and macaque), functional maps in rodents (e. g. mouse and rat) display a strikingsalt-and-pepper pattern. Little is known about the origin, circuit, and molecular bases of the interspersed neocortical map.

Here, by integrating lineage tracing, whole-cell recording, and two-photon functional imaging, we report that the intricate excitatory neuronal kinship and spatial configuration-dependent synaptic connectivity and functional selectivity control precise functional map organization in the mouse primary visual cortex. While sister neurons originating from the same neurogenic radial glial progenitors (RGPs) preferentially develop synapses, cousin neurons derived from amplifying RGPs selectively antagonize horizontal synapse formation. Accordantly, cousin neurons in similar layers exhibit apparent functional selectivity differences, contributing to salt-and-pepper architecture. In addition, the spontaneous activities between sister neurons are highly synchronized, while cousin neurons are relatively independent. Removal of clustered protocadherins (cPCDHs), the largest subgroup of the diverse cadherin superfamily, eliminates functional selectivity differences between cousin neurons and alters neocortical map organization. Clonally related neurons in Down syndrome mouse neocortex with a decreased cPCDHs expression, show more similar functional selectivity, thus changing the functional map to a "dominant" organization. Conversely, knocking out autism-related genes (e. g. *Dyrk1a*, *Chd8*, *and Fmr1*) in sister neurons leads them to no longer perform a similar function as a functional unit.

Taken together, these results suggest that developmental neuronal origin and lineage-dependent circuit organization regulate salt-and-pepper neocortical map formation via cPCDHs. This study provides an important theoretical basis for understanding the mechanism of neocortical functional map formation and also paves the way for the study of relevant brain disorders.

Key words: neocortex; neuronal lineage; orientation selectivity map; synaptic connectivity; clustered protocadherins

主要符号对照表

ACSF	人工脑脊液(artificial cerebrospinal fluid)
A. D.	不对称分裂(asymmetric division)
cKO	条件性敲除(conditional knockout)
CP	皮质板(cortical plate)
cPCDHs	成簇原钙黏蛋白(clustered protocadherins)
CTIP2	(COUP-TF)相互作用蛋白(COUP-TF-interacting protein 2)
CUX1	Cut Like Homeobox 1
DAPI	$4',6'$-二脒基-2-苯基吲哚($4',6'$-diamidino-2-phenylindole)
DOX	强力霉素(doxycycline)
E	胚胎期(embryonic stage)
EGFP	增强型绿色荧光蛋白(enhanced green fluorescent protein)
IP	中间干细胞(intermediate progenitor)
IZ	中间区(intermediate zone)
L	层(layer)
MADM	双荧光标记嵌合分析(mosaic analysis with double markers)
OGB-1	Oregon Green BAPTA-1 AM
P	出生后阶段(postnatal stage)
RV	逆转录病毒(retrovirus)
RGPs	放射状胶质干细胞(radial glial progenitors)
S. D.	对称分裂(symmetric division)
tdTomato	串联二聚体番茄红(tandem dimer tomato)
TRE	四环素反应元件(tetracycline response element)
tTA	反式激活因子(transactivator)
TM	他莫昔芬(tamoxifen)
VZ	脑室区(ventricular zone)
SVZ	亚脑室区(subventricular zone)
WT	野生型(wild type)
WM	白质(white matter)

目　录

第 1 章　引言 ··· 1

1.1　问题的提出 ·· 1

1.2　选题背景及意义 ·· 2

1.3　文献综述 ·· 3

    1.3.1　哺乳动物大脑新皮层的结构组成 ······················· 3

    1.3.2　哺乳动物大脑新皮层的发育过程 ······················· 5

    1.3.3　神经元产生的谱系发生过程 ··························· 6

    1.3.4　大脑新皮层功能柱 ·································· 7

    1.3.5　大脑新皮层内功能连接 ······························ 8

    1.3.6　谱系相关神经环路组装 ······························ 10

    1.3.7　cPCDHs 在神经元识别与突触连接中的作用 ·············· 11

    1.3.8　唐氏综合征 ····································· 14

1.4　研究方法 ·· 15

1.5　本书结构 ·· 15

第 2 章　实验材料与方法 ··· 17

2.1　实验材料 ·· 17

    2.1.1　实验动物 ····································· 17

    2.1.2　耗材和试剂 ····································· 17

    2.1.3　实验试剂的配制 ·································· 19

    2.1.4　抗体 ··· 20

2.2　实验仪器 ·· 21

2.3　实验方法 ·· 22

    2.3.1　MADM 小鼠准备 ································· 22

    2.3.2　基因型鉴定 ····································· 23

    2.3.3　小鼠子宫内胚胎注射 ······························ 25

2.3.4 逆转录病毒制备 ··· 26

2.3.5 小鼠心脏灌流 ··· 27

2.3.6 免疫荧光染色 ··· 27

2.3.7 实时荧光定量 PCR ·· 28

2.3.8 蛋白质免疫印迹 ··· 28

2.3.9 小鼠开颅手术 ··· 28

2.3.10 OGB-1 注射 ··· 29

2.3.11 视觉刺激、双光子钙成像以及数据分析 ······· 29

2.3.12 电生理记录 ··· 32

2.3.13 克隆三维重构 ·· 33

2.3.14 初级视觉皮层神经元功能图谱模拟 ··············· 33

第 3 章 发育起源相关的神经元功能选择 ····························· 34

3.1 标记新皮层中不同亲缘关系组成的克隆 ····················· 34

3.2 不同亲缘关系神经元的功能特性 ······························· 36

3.2.1 E13 标记的克隆相关神经元有相似的朝向选择性 ··· 38

3.2.2 E11 标记的克隆相关神经元有不一致的朝向选
择性 ··· 39

3.2.3 不同亲缘关系神经元存在功能组成差异 ········· 41

3.3 神经元的朝向选择相似性与距离无关 ························· 42

3.4 小结和讨论 ·· 43

第 4 章 亲缘关系以及空间排布方式影响神经元的突触连接 ········· 46

4.1 发育起源决定了神经元之间的突触连接 ····················· 46

4.1.1 MADM 标记方法 ·· 47

4.1.2 E11 与 E13 标记的兴奋性神经元克隆的突触
连接 ··· 47

4.1.3 发育起源影响神经元突触连接 ······················ 51

4.2 姐妹而不是表姐妹神经元之间优先形成突触连接 ········· 53

4.2.1 MADM 标记的克隆内神经元的亲缘关系 ········· 54

4.2.2 亲缘关系决定神经元之间的突触连接 ············· 54

4.3 水平方向排列的表姐妹神经元拮抗突触形成 ··············· 56

4.4 小结和讨论 ·· 61

第 5 章　亲缘关系决定神经元的功能组成 ················ 64
　5.1　神经元的功能选择受亲缘关系及空间排布方式影响········· 64
　　　5.1.1　姐妹神经元,而不是表姐妹神经元有更相近的朝向
　　　　　　选择性 ·· 65
　　　5.1.2　水平排列的表姐妹神经元功能差异最大 ········· 67
　5.2　由神经元的发育起源预测新皮层功能图谱············ 70
　5.3　亲缘关系依赖的神经元自发活动同步性··········· 71
　　　5.3.1　检测谱系相关神经元的自发活动 ··············· 72
　　　5.3.2　姐妹神经元存在自发活动同步性,表姐妹神经元自发
　　　　　　活动不同步 ····································· 74
　　　5.3.3　水平方向排列的表姐妹神经元自发活动不同步 ··· 75
　5.4　小结和讨论·· 76

第 6 章　cPCDHs 调控亲缘关系依赖的神经元功能组成 ········· 80
　6.1　cPCDHs 调控不同亲缘关系神经元的功能排布········· 80
　　　6.1.1　检测 *Pcdhγ* 敲除的克隆朝向选择性 ············ 80
　　　6.1.2　*Pcdhγ* 条件性敲除增加了表姐妹神经元的功能相
　　　　　　似性 ·· 81
　　　6.1.3　*Pcdhγ* 条件性敲除没有改变姐妹神经元的功能相
　　　　　　似性 ·· 85
　　　6.1.4　水平排列的表姐妹神经元表达更相似的 *cPcdhs* ··· 86
　6.2　cPCDHs 调控皮层神经元功能图谱················· 87
　　　6.2.1　PCDHγ 介导小鼠新皮层分散型的功能排布模式 ··· 87
　　　6.2.2　敲除 *Pcdhγ* 增加了皮层神经元的噪声相关性 ····· 87
　6.3　敲除 *Pcdhγ* 没有改变新皮层结构 ················· 89
　6.4　小结和讨论·· 91

第 7 章　疾病状态下新皮层神经元功能组装异常 ··············· 94
　7.1　唐氏综合征模型小鼠新皮层同谱系神经元功能选择更
　　　趋同 ··· 95
　　　7.1.1　Ts65Dn 小鼠皮层 *cPcdhs* 表达下调 ············· 95
　　　7.1.2　Ts65Dn 小鼠皮层同谱系神经元功能相似性增加 ··· 95
　7.2　Ts65Dn 小鼠视觉皮层功能图谱趋同 ············· 97

7.3　自闭症小鼠谱系依赖的微环路功能异常·············· 99

7.4　谱系神经元恰当的功能执行影响皮层功能图谱排布 ········ 104

7.5　自闭症小鼠皮层部分 *cPcdhs* 异构体表达量上调 ·········· 109

7.6　小结和讨论 ································· 111

第 8 章　总结与展望·························· 114

8.1　总结 ································· 114

8.2　展望 ································· 116

8.2.1　高等哺乳动物皮层功能图谱形成的发育机制
　　　探讨 ····························· 116

8.2.2　双胞胎神经元在神经环路及功能网络中扮演的角色
　　　探讨 ····························· 118

8.2.3　新皮层功能图谱形成的其他机制探讨··········· 119

8.2.4　姐妹神经元编码信息能力的探讨············· 122

8.2.5　构建大脑感知计算核心单元模型的探讨········· 123

8.2.6　疾病模式下大脑新皮层功能紊乱的探讨········· 124

参考文献······························· 126

在学期间完成的相关学术成果················· 143

致谢······························· 144

第1章 引　言

1.1　问题的提出

大脑新皮层(neocortex)是高等脊椎动物进化出的特有大脑组成部分,对众多高级功能进行调控,比如感知、运动执行、空间推理、意识和语言。大脑新皮层中的神经元根据其功能组成排列成功能图谱(functional map),是新皮层功能层次上的一个基本特征和属性。新皮层功能图谱的表现形式在高等哺乳动物的初级视觉皮层中有最好的体现。初级视觉皮层的神经元有特定的朝向选择性,有相似朝向选择性的神经元聚集排列在一起,形成连续变化的功能图谱(Hubel et al.,1962；Hubel et al.,1977；Shmuel et al.,1996)。而位于小鼠初级视觉皮层的神经元虽然有特异的方向选择性,但在空间位置分布上却缺少可辨的图谱结构,形成了近乎随机排列,类似于分散型(salt-and-pepper)模式样分布(Kondo et al.,2016；Kreile et al.,2011；Bonin et al.,2011)。随后的研究发现小鼠体感觉皮层以及听觉皮层也不存在聚集排列的功能图谱(Clancy et al.,2015；Kanold et al.,2014；Kreile et al.,2011；LeMessurier et al.,2019；Tischbirek et al.,2019)。大脑新皮层功能图谱在不同物种中并不是普遍存在的,那么功能图谱存在的意义是什么,目前仍无定论。值得强调的是,小鼠皮层中分散型的排列模式绝不等同于高等哺乳动物方向选择图谱的随机打乱,这其中蕴含着功能图谱形成背后局部环路的形成机制以及功能连接的差异。

在大脑新皮层发育过程中,由放射状胶质干细胞(radial glial progenitors,RGPs)进行不对称分裂产生的姐妹神经元共享相同的迁移路径、优先形成电突触以及化学突触连接,并有相似的生理功能,被视为新皮层执行功能的基本单位(Li et al.,2012；Ohtsuki et al.,2012；Yu et al.,2009,2012)。而由增殖型 RGPs 产生的表姐妹神经元的突触连接以及功能组成形式仍不明确。本研究将对不同亲缘关系特异的神经环路以及功能组装进行系统性的探究,并探索其对新皮层功能图谱形成模式的贡献。

此外,不同亲缘关系神经元的互相识别与突触连接依赖细胞表面的识别因子,成簇原钙黏蛋白(clustered protocadherins,cPCDHs)被报道在细胞之间的互作中起到重要作用,那么,cPCDHs是否参与谱系依赖的功能组装并调控新皮层功能图谱的形成也是本书重点讨论的问题。

神经元恰当的空间排布与环路连接是大脑正常执行功能的基础,一旦出现异常,将导致一系列神经疾病的产生,比如自闭症、精神分裂症等。并且一些相关疾病与神经发育过程中神经干细胞与神经元的行为异常有关,这也启发我们进一步探索疾病状态下神经元的环路连接与功能组成。

综上所述,大脑新皮层功能图谱是如何组装形成的目前仍无定论,不同亲缘关系的神经元在其中的作用也不明确。此外,疾病状态下新皮层神经元功能图谱的排布形式是否发生改变也是未知。为此,本书将从神经元的发育起源以及谱系相关神经元精确的环路组装方面对相关问题进行研究和探讨。

1.2　选题背景及意义

功能图谱是大脑新皮层的一个内在属性,在高等哺乳动物(如猫、雪貂和猕猴)中呈现出聚集排列和连续变化的模式,而在啮齿类哺乳动物(如小鼠和大鼠)中则呈现出交错混合的分散型排列模式(Ohki et al.,2005,2006,2007)。这种差异的产生是反映了哺乳动物大脑皮层的不同发育机制,还是仅仅来自发育起源过程中生物学参数的变化,一直是领域内不断争论和亟待解决的问题。近期的一系列研究发现,神经元之间的谱系关系甚至在神经元完全获得其功能属性之前就指引了神经元之间的连接以及功能组成(Li et al.,2012;Ohtsuki et al.,2012;Yu et al.,2009,2012),这些研究结果在某种程度上暗示了皮层神经元功能排布受到神经元发育起源以及谱系相关神经环路形成的影响。

神经元之间的识别以及神经网络的正确组装需要大量的细胞表面分子介导,在哺乳动物中枢神经系统中表达的成簇原钙黏蛋白被普遍认为参与了该过程。其异构体随机组合的表达方式赋予了神经元独一无二的身份标签,这足以在单细胞水平上调控神经网络连接(Flaherty et al.,2020;Rubinstein et al.,2015;Wu et al.,2021;Yagi,2012)。并且大脑新皮层神经元cPCDHs的表达模式受其发育起源以及空间排布模式影响(Lv et al.,2022),进一步揭示了cPCDHs在调控谱系依赖的神经元功能执行以及皮层功能图谱排布上的作用。

此外,在疾病状态下(如自闭症、唐氏综合征等),大脑皮层神经元的功能活动出现紊乱,脑区间的拓扑连接模式存在异常,使得患者表现出相应的认知缺陷、社交障碍等。目前对神经系统性疾病的研究多数停留在脑区活动以及单个神经元响应层面,结合前期的研究工作,我们希望以新皮层中的发育功能单元(克隆)为出发点,系统性研究同谱系神经元环路连接以及功能特性在疾病状态下的变化,并检测疾病模式下皮层功能图谱排布的变化,以此来揭示神经疾病产生的内在核心机制。

综上所述,本书的研究内容旨在揭示小鼠皮层分散型功能图谱背后的发育起源、突触连接基础以及分子调控机制,并提出一个基于神经元起源以及突触连接的通用发育机制来解释不同物种皮层功能图谱的形成。据了解,目前还没有研究报道皮层功能图谱的基础发育机制,以及在疾病模式下神经元发育过程与功能组装的联系。本研究独辟蹊径,为接下来的工作开拓了很多有意义的新方向。

1.3　文　献　综　述

1.3.1　哺乳动物大脑新皮层的结构组成

大脑新皮层神经环路的精准组装是生物体感知外部信息并做出特定行为反应的结构和功能基础。神经环路由多种类型的神经元相互连接组成,这些神经元在细胞形态、分子表达谱以及电生理特性上均有不同。哺乳动物的大脑新皮层主要由神经元和神经胶质细胞组成。根据神经元释放神经递质的种类,可以将其分为谷氨酸能兴奋性神经元(glutamatergic excitatory neurons)和γ-氨基丁酸能抑制性中间神经元(γ-aminobutyric acidergic interneurons,GABAergic interneurons),分别占新皮层神经元总数的70%~80%和20%~30%(Meinecke et al.,1987)。神经胶质细胞包括星形胶质细胞(astrocytes)、少突胶质细胞(oligodendrocytes)和小胶质细胞(microglia),它们有支撑、营养、协助神经递质释放和回收等功能(Barres,2008;Jäkel et al.,2017;Temburni et al.,2001)。

大脑新皮层具有典型的6层层状结构,从外到内依次为1~6层。其中,第1层主要由抑制性中间神经元和胶质细胞组成,并包含神经元的纤维,比如附近神经元的顶树突,以及从远处投射到此的神经元轴突。第2~

6层由兴奋性神经元、抑制性中间神经元和胶质细胞共同组成。位于不同层的兴奋性神经元不仅形态各异，并有不同的投射走向：第2～3层神经元主要为胼胝体投射神经元(callosal projection neurons，CPNs)，接受第4层神经元的输入，并将信息继续传递给第5层神经元以及投射到对侧皮层，参与皮层内部的信息交流(Olivas et al.，2012；Seeman et al.，2018)。第4层称为颗粒层(granular layer)，不同于其他层主要由锥体投射神经元组成，它是由局部投射的谷氨酸能中间神经元所构成的。并且第4层是皮层的主要输入层，接受丘脑核团的投射，将信息继续传递给第2～3层及第5层神经元(Harris et al.，2019；Ji et al.，2016)。第5～6层神经元可以分为皮层丘脑投射神经元(cortical thalamic projection neurons，CThPNs)和皮层下投射神经元(subcortical projection neurons，SCPNs)。CThPNs投射到丘脑，来调控感觉信息的输入。SCPNs通常位于多个脑区的5b层，其轴突投射到脑干(brainstem)、上丘(superior colliculus)或脊髓(spinal cord)等位置(Harris et al.，2015；Jabaudon，2017；Lodato et al.，2015)。第5～6层神经元主要接受第4层和第2～3层的前馈输入以及少部分来自丘脑的输入。第5层神经元也会通过循环连接(recurrent connectivity)而互相激活，并且可以投射到其他皮层内或皮层下区域。由于大脑新皮层遵循由内向外(inside-out)的发育模式，较早产生的神经元会迁移到深层，而较晚产生的神经元会逐渐分布到浅层。基于不同层神经元的特定投射模式很好地说明了神经元的产生时间(即发育过程)对皮层兴奋性神经元细胞命运和神经元连接的影响。

与兴奋性神经元相比，抑制性中间神经元的种类十分多样，它们形态各异，具有多种电生理特性，表达不同的分子标签，拥有不同的局部连接特性。与兴奋性神经元投射模式不同，皮层中的抑制性中间神经元大多形成局部连接，没有远程投射(DeFelipe et al.，2013；Kepecs et al.，2014；Taniguchi，2014)。在小鼠皮层中，根据抑制性中间神经元表达的分子标签，可以大致将其分为3大类：小清蛋白(parvalbumin，PV)抑制性神经元、生长抑素(somatostatin，SOM)抑制性神经元以及离子型血清素受体(ionotropic serotonin receptor，5-HTR3A)抑制性神经元(Rudy et al.，2011)。在功能上，抑制性中间神经元通过形成突触连接并控制靶向神经元产生动作电位的时间来精细调控局部的神经环路(Corbin et al.，2011；Isaacson et al.，2011)。

1.3.2 哺乳动物大脑新皮层的发育过程

大脑新皮层起源于神经外胚层,由神经板内陷折叠成的神经管发育而来。神经管外围由一层神经上皮细胞(neuroepithelial cell)包裹。神经上皮细胞作为早期的神经祖细胞在胚胎发育早期增殖,随后产生放射状胶质干细胞(RGPs)(Breunig et al.,2011;Malatesta et al.,2000;Williams et al.,1995)。

位于背侧端脑室区(ventricular zone,VZ)的 RGPs 产生了新皮层中绝大多数兴奋性神经元和部分胶质细胞(Anthony et al.,2004;Fishell et al.,2003;Miyata et al.,2001;Noctor et al.,2001;Tamamaki et al.,2001)。RGPs 具备典型的双极细胞特征,它的胞体位于脑室区,有两个辐射状的纤维,分别锚定在脑室区表面和发育中的皮层脑膜表面,来指引新生神经元迁移(Nadarajah et al.,2002;Noctor et al.,2001;Rakic,1972)。RGPs 在前期主要进行对称性增殖分裂,来扩大 RGPs 库,随后向不对称分裂转变,按顺序进行神经发生以及神经胶质发生。在神经元产生阶段,RGPs 自我更新的同时直接产生神经元或者通过短暂增殖干细胞(transient amplifying progenitors,TAPs)间接产生神经元,如外侧放射状胶质干细胞(outer radial glial progenitors,ORGs)和中间干细胞(intermediate progenitors,IPs)。新产生的 ORGs 以及 IPs 朝皮层表面迁移至亚脑室区(subventricular zone,SVZ),IPs 的分裂能力有限,在小鼠中大多数只进行一次对称分裂,产生两个子代神经元(Haubensak et al.,2004;Kowalczyk et al.,2009;Noctor et al.,2004),而 ORGs 主要存在于折叠皮层中,它们位于外侧亚脑室区(outer subventricular zone,OSVZ),既可以进行对称性增殖分裂,又可以进行不对称性分化分裂(Hansen et al.,2010)。正因如此,ORGs 被认为参与了进化层次上的大脑新皮层扩张(Lui J H et al.,2011)。新产生的神经元沿着其母本 RGPs 的放射状纤维,按照由内而外的模式向皮层表面迁移,即后产生的神经元穿越先产生的神经元向外排列最终形成皮层的各个层(Gupta et al.,2002;Tissir et al.,2003)。在神经发生结束之后,部分(约 15%~20%)RGPs 会进入神经胶质发生阶段,产生星形胶质细胞和少突胶质细胞。除此之外,RGPs 在后期也会产生室管膜细胞(ependymal cells)或转变为成年干细胞(adult neural stem cell)(Ortiz-Álvarez et al.,2019;Redmond et al.,2019)。最新的研究报道,皮层发育末期的 RGPs 会产生 GSX2[+] 的中间前体细胞,后者进一步产生

GABA能抑制性神经元,最终迁移到嗅球(Zhang et al.,2020a)。

与兴奋神经元的产生不同,皮层内抑制性中间神经元主要来自端脑腹侧的神经节隆起(ganglionic eminence,GE)。约70%的皮层抑制性神经元产生于中央神经节隆起(medial ganglionic eminence,MGE),约27%来源于尾部神经节隆起(caudal ganglionic eminence,CGE),还有很少一部分(约3%)的皮层抑制性中间神经元起源于胚胎期的视前区(preoptic area,PoA)(Gelman et al.,2009)。侧面神经节隆起(lateral ganglionic eminence,LGE)则产生纹状体(striatum)内的GABA能投射神经元以及位于嗅球的抑制性神经元(Butt et al.,2005;Miyoshi et al.,2010)。新产生的抑制性神经元需要经过一个长距离的迁移才能到达皮层。早期产生的抑制性神经元沿着皮层表面向皮层迁移,后期产生的抑制性神经元沿着皮层底部切向迁移,到达皮层后轴向迁移到最终的位置(Ang et al.,2003;Tanaka et al.,2003)。

1.3.3　神经元产生的谱系发生过程

谱系追踪技术作为发育生物学的一个重要研究手段,其起源可以追溯到19世纪无脊椎动物的发育生物学研究。谱系追踪通过标记单个干细胞,将干细胞的标记传递给其子代细胞,从而产生一组带有标记的克隆(clone)的方式对同一干细胞产生的子代细胞的数量、位置分布以及分化状态进行研究(Garcia-Marques et al.,2021;Ma et al.,2018;Spanjaard et al.,2018;Wagner et al.,2020;Zhang et al.,2020b)。

在小鼠大脑新皮层中应用谱系追踪的研究发现,虽然RGPs在增殖、神经发生和神经胶质发生3个阶段的转换是不同步的,但它们在整个谱系进程中仍表现出高度模式化并可预测的行为。具体来说,早期增殖分裂的RGPs在进入神经发生阶段之前(E12之前)会进行特定次数的对称分裂,意味着RGPs的增殖能力随着时间推移在一个特定且连贯的程序中逐渐减少后消失。随后,RGPs一旦进入神经发生阶段(E12～E16)会执行一个有序的发生程序,有特定的分裂能力,平均产生8～9个神经元分布在皮层的深层到浅层(Gao et al.,2014)。在神经发生结束之后,约有15%～20%的RGPs进入神经胶质细胞发生过程(约E16)。同样,在神经胶质细胞发生阶段,RGPs仍然执行特定有序的胶质细胞产生过程:RGPs以固定比例产生各类神经胶质细胞,约60%进行神经胶质发生的RGPs产生星形胶质细胞;约15%只产生少突胶质细胞;约25%既产生星形胶质细胞又产生少突胶质细胞。且该比例不受限于 RGPs 进入神经胶质细胞发生的时间。此外,RGPs 通过产生命运受限的神经胶质中间前体细胞来产生胶质细胞,即星形胶质细胞中间前体细胞(I-APCs)和少突胶质细胞中间前体细胞(I-OPCs)。虽然 RGPs 产生神经胶质中间前体细胞的过程是随机的,但由神经胶质中间前体细胞产生星形胶质细胞和少突胶质细胞的数量是固定的,并且由同一胶质细胞亚型组成(Shen et al.,2021)。未进入神经胶质细胞发生的 RGPs 有少部分进入室管膜细胞、成年干细胞以及嗅球中间神经元发生,其余的 RGPs 则退出细胞周期,停止增殖。

综上所述,RGPs 在发育进程中,依次从对称性增殖分裂进入不对称性神经元发生,再到神经胶质细胞发生,在每个阶段,RGPs 的命运是高度组织化的,且 RGPs 的增殖潜能和子代细胞的产出是可预测的。

1.3.4　大脑新皮层功能柱

大脑新皮层功能柱(functional column)是皮层进行信息处理的模式单元,它垂直于新皮层表面柱状排列,其内部神经元彼此相互连接并共享外界输入信息。20 世纪中叶,Lorente(1938)通过高尔基染色法观察神经元形态时发现皮层中的神经元大部分以垂直方向的连接为主,而较少有水平方向的连接,因此提出了"皮层运作的基本单位"(elementary cortical unit of operation)这一概念。随后 Mountcastle(1957)在此概念上完成了进一步的功能实验验证,通过分析在体电生理记录垂直和倾斜插入猫的体感觉皮层的电极接受到的神经元活动,发现垂直方向插入的电极记录到的神经元要么都对猫的体表(皮肤、毛发)刺激有反应,要么都对深层(关节、筋膜)刺激有反应。而倾斜插入的电极记录到的细胞一部分对猫体表刺激响应,一部分对深层刺激响应。基于这一发现,他提出了一个假说:体感觉皮层中存在一个基本的功能单位,由一组垂直于皮层表面排列的细胞组成,贯穿皮层的所有层,他把这个功能单位命名为功能柱。这个概念直到现在仍颇具影响力,因为它简化了对生物学中最复杂的过程之一——大脑皮层的运行的理解。随后 David Hubel 和 Torsten Wiesel 的开创性工作进一步证实了 Mountcastle 提出的功能柱概念。他们在猫的视觉皮层中垂直插入电极,随着电极的深入,记录到的神经元都有相同方向的感受野轴。而将电极倾斜插入猫的视觉皮层时,记录到的神经元则有不同的方向选择性(Hubel et al.,1962,1968)。这与 Mountcastle 的实验得出的结论的重要共同点是:皮层功能柱是离散的,是量子性(quantal)的,即功能柱有一个明确的分界线,在其内的神经元都享有共同的特性。Mountcastle 以及 Hubel 和 Wiesel 的实验结果显示,大脑新皮层的运行就好像一个机械加工车间,其内包含了一系列独立执行任务的垂直柱状结构。

然而,对于功能柱的解剖学结构以及功能柱的范围一直没有明确的结论。近年来,随着在体成像技术的发展,研究人员得以在更大尺度范围观察到功能柱。例如一项研究利用双光子在体钙成像技术分别观察了大鼠和猫初级视觉皮层神经元对不同方向移动光栅的响应,他们惊奇地发现与高等哺乳动物皮层的功能柱排列模式不同,低等哺乳动物(如大鼠)的视觉皮层上没有典型的功能柱结构,而是表现成一种分散型近乎随机排列的模式,也就是说即使两个挨得很近的神经元也会有截然不同的方向选择性(Ohki et al. ,2005,2006,2007)。

目前仍然没有一个统一的学说来解释物种间新皮层功能图谱排布的差异,其中一种假说认为,小鼠视觉皮层的尺寸过小,限制了表征不同刺激特征神经元的数量。如果小鼠视觉皮层中存在方向选择功能柱,那么就没有足够的空间(或足够的神经元)来表征感受野中的所有方向(Han et al. ,2013)。另一种假说则认为,高等动物的皮层中之所以形成功能柱,是为了减短神经元的连接线路,使得突触传递更加高效,神经元得以快速互作,从而行使功能。而在小鼠视觉皮层中,由于神经元之间的连接有限,为了缩短相同功能神经元之间的连接而形成功能柱的形式是没有必要的(Kaschube,2014;Koulakov et al. ,2001)。此外,也有研究者报道,即使在小鼠的视觉皮层中也能检测到约一个神经元宽度垂直排列的微小功能柱(mini-column)(Kondo et al. ,2016)。值得强调的是,小鼠皮层中分散型的排列模式绝不等同于高等哺乳动物方向选择图谱的随机打乱,这其中蕴含着功能图谱形成背后局部环路的形成机制以及功能连接的差异。此外,近期越来越多的研究证据指出谱系相关神经元间的环路连接可能指导了后期神经元的功能组成(Li et al. ,2012;Ohtsuki et al. ,2012;Yu et al. ,2009,2012)。此外,进化上的皮层扩张意味着同一谱系内神经元的数目扩增,且谱系相关神经元趋向于执行相似的功能,这似乎暗示了高等哺乳动物皮层功能柱的形成机制(Gao et al. ,2013;Kriegstein et al. ,2006)。

1.3.5　大脑新皮层内功能连接

大脑功能的实现需要依靠神经环路的精准组装。建立一个能够行使功能的神经环路需要多个环节共同协调:从神经元获得自己的身份标签,到轴突和树突的定向生长,再到突触前和突触后神经元的识别、匹配。基于解剖学和神经元逆向追踪的实验表明,大脑新皮层中绝大多数突触连接是在距离较近的神经元之间形成的,长距离投射构成的突触连接较少(Braitenberg et al.,2013;Douglas et al.,1995;Luo et al.,2019;Wertz et al.,2015)。这种局部密集而远程稀疏的神经元连接构成了所谓的"小世界网络"(small-world networks),这种连接模式缩短了神经元之间的连接长度,使信息传递变得更有效。

由于皮层不同功能区域的微环路连接以及运作模式极其相似,人们长期以来都认为皮层神经元环路很有可能存在共同的计算单元,并且在跨模态与物种间是普遍存在的,每个计算单元的差异仅在于其接受的信息输入以及单个神经元精细的局部连接(Douglas et al.,1989;Miller,2016)。

虽然皮层神经元接受特定丘脑区域的信息输入,但那只是驱动皮层神经元活动的一部分因素,比如研究发现,视觉皮层第4层神经元接受的输入中只有约5%~30%来源于丘脑,而皮层内部的循环连接则主要塑造了神经元的动态响应特性(Ahmed et al.,1994;Garcia-Marin et al.,2019)。那么,除上文中讨论过的皮层中相同层和不同层神经元之间的普遍连接规则外,皮层神经元还遵守哪些连接规则?一种连接理论认为执行相同功能的神经元之间更可能形成连接(like-to-like connection)。例如在视觉皮层的第2~3层神经元中发现,拥有相同朝向选择性的神经元形成连接的概率更高,并且形成突触的大小以及突触连接强度都高于普遍的神经元连接(Cossell et al.,2015;Ko et al.,2011;Lee W C A et al.,2016;Wertz et al.,2015)。除此之外,在皮层第2~3层神经元中发现,兴奋性神经元更倾向于投射回给自己兴奋性输入的神经元,并且这两个神经元更可能接受与第4层神经元相同的输入(Yoshimura et al.,2005)。这种like-to-like理论也扩展到皮层的不同层,例如第2~3层神经元更倾向接受第4层有相同朝向选择性神经元的输入(Rossi et al.,2020)。该理论在信息输入皮层的过程中也存在,例如LGN的输入被第4层有相同偏好朝向的兴奋性神经元之间的循环连接所增强(Li Y tang et al.,2013;Lien et al.,2013),并且互相连接的第4层神经元更可能接受相同的LGN投射。总结来说,like-to-like理论认为兴奋性神经元执行的功能特性是决定神经元连接的重要因素。

近年来,随着成像技术的不断发展,研究人员已经不再满足于探讨单个神经元的反应特性,而是进一步将视野拓展到突触层面,剖析汇聚到单个神经元的突触前网络。这一系列研究发现,皮层神经元之间的连接多样性远比之前想的复杂:神经元还会接收很多与其有不同响应特性的神经元输入(Iacaruso et al.,2017;Ju et al.,2020;Scholl et al.,2017,2021;Wertz et al.,2015;Wilson et al.,2016)。结合光操纵手段,研究者发现激活一个兴奋性神经元会抑制周围相似功能的神经元活动,以此来提高神经元编码效率并减少冗余性(Chettih et al.,2019)。然而,在这项研究中,研究人员也发现一些与被激活神经元有相同功能并稀疏分布的神经元,在激活目标神经元时仍然保持着共同响应,说明这些神经元内部应该存在广泛的连接并组成了一个微环路来共同执行功能。

　　综上所述,新皮层环路的连接特性目前仍没有一个完整的定论,更多的功能特征还有待被挖掘。此外,无论是 like-to-like 的连接还是功能多样的突触连接模式其背后的产生机制和意义也有待探讨。

1.3.6　谱系相关神经环路组装

　　新生神经元在皮层内部如何迁移及连接是理解大脑皮层如何正确运作的关键。如上文所述,RGPs 产生的一系列子代神经元沿着其轴向纤维向皮层表面迁移,后产生的神经元会跨过先产生的神经元排列在皮层更外层,形成了皮层的各个层。在 1988 年,Pasko Rakic 据此提出了径向单位假说(radial unit hypothesis):单个 RGP 产生的增殖单元即其子代神经元组成了一个皮层发育柱(ontogenetic column),是构建大脑皮层的基石。大脑皮层就是以在垂直方向上一个皮层发育柱辅以水平方向上同时间产生的神经元组成的层状结构构成的(Kriegstein et al.,2004;Noctor et al.,2001;Rakic,1988;Torii et al.,2009)。随后这种皮层发育柱内神经元的环路组装和功能特性被一一解出,并暗示了功能柱潜在的发育起源。

　　近年来,研究者们对皮层发育功能柱内部的环路组装与功能特性做了系统性的研究:在 RGPs 产生神经元的过程中,间隙连接(gap junction)介导的黏附有助于新生神经元沿着其母本 RGPs 的轴向纤维迁移,并且这种间隙连接是有电突触功能的,迁移到亚脑室区的新生神经元与其母本 RGPs 形成电突触联系的概率达到 100%。在新生神经元迁移到皮层板(cortical plate)后,来自同克隆的姐妹神经元也会优先形成电突触联系,突触联系概率在胚胎期逐步增加,在出生后 1~2 d 达到顶峰,并一直持续到小鼠出生后一周,此时电突触联系消失。姐妹神经元间电突触联系的形成与其迁移模式密切相关,在正常皮层发育过程中,新生神经元沿着其母本

RGP 的放射状胶质纤维以从内向外的方式迁移,后产生的神经元要跨越先产生的神经元,这就保证了姐妹神经元间有更大概率在迁移路径上相遇,因而有更大概率形成连接。一旦正常的迁移方式被打乱,比如在 *Reeler* 小鼠中,因其缺失 REELIN 蛋白,神经元无法正常迁移,导致皮层神经元排列模式倒转,姐妹神经元形成电突触联系的优先性也随之消失(He et al. ,2015;Yu et al. ,2012)。进一步研究发现,姐妹神经元间电突触联系的形成也有利于其后期优先形成化学突触(chemical synapses)联系(Yu et al. ,2009)。此外,结合双光子在体功能成像实验发现,小鼠初级视觉皮层中姐妹神经元也展现出相似的朝向选择性(Li et al. ,2012),这很容易让人联想到高等哺乳动物(如猫和猴子)皮层内功能的柱概念。并且,一旦在发育早期阻断姐妹神经元间的电突触连接,这种功能相似性也会消失。综上所述,神经元间的谱系关系指导了皮层内精细环路组装,并有助于未来功能性柱状结构的形成。

1.3.7 cPCDHs 在神经元识别与突触连接中的作用

人类大脑由约 860 亿个神经元组成,有超过万亿个突触连接。单个神经元本身就是一个复杂的信息处理单元,然而神经元之间相互连接,组成特定功能的神经网络,才能具备一系列复杂的功能,如准确处理感觉信息和执行认知功能等。神经环路的不正确组装会直接导致神经发育性疾病以及神经精神类疾病的发生。神经环路的正确组装需要神经元之间的准确识别,对于单个神经元而言,不仅要避免自身的树突和轴突形成突触连接,也要特异性选择与其他神经元的神经突触连接。这种识别过程被认为是通过神经元的身份标签实现的,即神经元携带的表面受体所决定的。其中,*cPcdhs* 编码的众多细胞表面受体蛋白被认为是神经元携带的独一无二的身份标签(Chen et al. ,2013;Lawrence et al. ,2013;Zipursky et al. ,2010)。

cPcdhs 是原钙黏蛋白亚家族中的一类,也是钙黏蛋白超家族(cadherin superfamily)中最大的亚群,主要表达于哺乳动物中枢神经系统。在小鼠中,*cPcdhs* 家族位于 18 号染色体上,包含 3 个紧密排列的基因簇:*Pcdhα*、*Pcdhβ* 和 *Pcdhγ*,分别由 14、22 个和 22 个基因组成(Wu et al. ,1999;Wu et al. ,2001)。*Pcdhα* 和 *Pcdhγ* 基因簇包含了随机表达的可变区外显子、组成型表达的 C 型(C-type)可变区外显子以及下游的恒定外显子。在转录过程中每个外显子有其相应的启动子,且启动子的选择是随机的,因此大大增加了可变区转录子的丰度,随后可变区转录子和恒定区转录子形成完整

转录子(Esumi et al. ,2005；Kaneko et al. ,2006；Tasic et al. ,2002；Wang et al. ,2002)。可变外显子编码 *cPcdhs* 的胞外钙黏蛋白结构域、跨膜结构域和小部分胞内结构域,恒定外显子编码大部分胞内结构域。通过这种方式,每种 *cPcdhs* 异构体都具有独特的胞外结构,但有共同的胞内结构,执行共同的胞内信号传递。*Pcdhβ* 基因簇因缺少恒定区,只包含了 22 个可变外显子,而不存在胞内结构域(Wu et al. ,1999)。皮层中每个神经元最多随机表达 15 个 *cPcdhs* 基因：2 个可变 *Pcdhα* 基因、4 个 *Pcdhβ* 基因、4 个可变 *Pcdhγ* 基因以及所有 5 个 C 型 *Pcdh* 基因(Jia et al. ,2020；Tasic et al. ,2018)。这些随机组合表达模式可以为神经元提供大量的身份信息。例如,22 种编码的 PCDHγ 蛋白可以形成多达 234 256 种不同的细胞表面四聚体(Schreiner et al. ,2010),再结合 *Pcdhα* 和 *Pcdhβ* 编码的蛋白,*cPcdhs* 足以承担神经元表面黏附的巨大分子多样性,赋予神经元独一无二的分子标签(Brasch et al. ,2019；Goodman et al. ,2016,2017；Rubinstein et al. ,2015,2017；Thu et al. ,2014)。

   cPcdhs 基因的表达存在部分细胞类型特异性,例如在小脑(cerebellum)的浦肯野(Purkinje)神经元中,*cPcdhs* 中随机表达的可变基因以细胞特异性方式随机且单等位表达,而 C 型基因则以组成型表达的方式在所有细胞双等位表达(Esumi et al. ,2005；Hirano et al. ,2012；Kaneko et al. ,2006；Toyoda et al. ,2014)。在嗅觉感觉神经元(olfactory sensory neurons,OSNs)中,所有的 C 型基因都不表达,随机表达的可变基因以细胞特异性的方式单等位表达(Mountoufaris et al. ,2017)。在中脑(midbrain)中缝核(raphe nuclei)的 5-羟色胺神经元(serotonergic neurons)中,只有 *Pcdhαc* 2 表达(Chen et al. ,2017；Katori et al. ,2017)。此外,最新研究发现,大脑新皮层神经元 *cPcdhs* 的表达模式也并非完全随机,其与发育过程中神经元的谱系来源有关,并调控了皮层兴奋性神经元的空间排列以及突触形成。具体地,敲除神经元中功能性 *cPcdhs* 将导致同谱系神经元排列聚集、突触联系增加；相反,过表达 cPCDH 中一个异构体则会导致同谱系神经元切向排列距离增加、突触联系减少(Lv et al. ,2022)。这一结果表明 cPCDH 参与调控了皮层兴奋性神经元精细的空间排列模式以及功能环路形成。

   除 *cPcdhs* 表达的多样性之外,*cPcdhs* 表现出严格的同嗜结合(homophilic binding)特异性。*cPcdhs* 异构体的胞外结构域由交替的顺式和反式相互作用形成拉链样晶格(zipper-like lattice)。表达相同 *cPcdhs* 异构体(例如同一神经元的神经突)的细胞膜表面形成较大的"拉链"复合物,从而触发排斥的信号(Brasch et al.,2019)。这种同嗜排斥保证了神经突之间的自我回避,使神经元的轴突可以向远处延伸并与其他神经元形成突触连接,此外同一个神经元的树突可以彼此分散生长,占据更大的领地以便接受更多的信号输入。反之,当两个细胞表达不同的 *cPcdhs* 异构体时(例如不同神经元的神经突之间),不同异构体间无法配对并阻止"拉链"复合物进一步延长,也就不足以触发排斥信号(Flaherty et al.,2020;Lefebvre,2017;Rubinstein et al.,2015)。实际上,只要存在一个错配的 *cPcdhs* 异构体就会干扰细胞之间的识别(Thu et al.,2014;Rubinstein et al.,2015),这也同时解释了为什么数量不多的 *cPcdhs* 异构体,可以为巨大数量的神经元提供独一无二的身份标签。

　　cPcdhs 介导神经突自我回避的作用是在小鼠视网膜无长突细胞(starburst amacrine cells,SACs)中被证实的。无长突细胞拥有复杂的径向树突,与附近的无长突细胞树突交织在一起,但不与自身的姐妹树突重叠。通过条件性敲除(conditional knockout)视网膜无长突细胞的 *Pcdhγ*,发现无长突细胞自身的树突聚集重叠在一起,说明姐妹树突之间无法正确识别,并导致无法自我回避,形成了错误的自身连接。相反,将 *Pcdhγ* 基因簇用单一亚型 *Pcdhγ* 替换时,这种自我回避的缺陷消失了,与此同时,由于表达相同的 *Pcdhγ*,这些细胞将周围细胞的树突都识别为自己的树突,无法和周围细胞形成正常的突触连接(Kostadinov et al.,2015;Lefebvre et al.,2012)。

　　cPcdhs 除介导自我回避以外,*cPcdhs* 的表达对五羟色胺神经元在目标区域恰当的伸展至关重要。五羟色胺神经元的轴突末端分支的间距需要严格地调节,以确保目标区域五羟色胺的浓度与分布适当。敲除五羟色胺神经元中完整的 *Pcdhα* 基因簇或者仅敲除 *Pcdhα* C 型异构体后,五羟色胺神经元在多个脑区的轴突分支发生了异常聚集,并且导致了小鼠认知和情感行为障碍。此外通过 RNA 测序发现 *Pcdhαc2* 是在五羟色胺神经元中主要表达的亚型,表明五羟色胺神经元需要 *Pcdhαc2* 来进行适当的同嗜排斥和轴突平铺伸展,如果缺失了 *Pcdhαc2* 表达,则会导致行为障碍以及神经性系统疾病发生(Chen et al.,2017;Katori et al.,2017)。

　　综上所述,神经元之间互相识别以及神经突的自我回避与特定连接是哺乳动物大脑发育过程中神经环路建立的基础。*cPcdhs* 家族通过随机组合表达为神经元提供了识别的基础,并在单细胞水平上介导神经元之间的连接。然而 $cPcdhs$ 在发育过程中是如何调控谱系相关神经元的功能执行,以及神经疾病状态下,$cPcdhs$ 的错误表达是否影响了神经元正确的功能连接与运行等一系列问题仍未得到解决,这也是本研究的重点之一。

1.3.8 唐氏综合征

唐氏综合征(Down syndrome,DS)是智力缺陷和认知障碍中最常见的遗传性疾病,其患病率约为 1/800,患者因 21 号染色体(Homo sapiens chromosome 21,HSA21)出现额外的完整或部分拷贝,也被称为 21 三体综合征(de Graaf et al.,2021)。唐氏综合征患者同时面临各种健康问题,包括学习和记忆缺陷,过早产生阿尔兹海默病、先天性心脏病、白血病和癌症,为社会和医疗带来了沉重的负担。

研究人员通过分析基因功能与唐氏综合征患者表型的关联性,在 21 号染色体携带的基因片段中划分出唐氏综合征关键区(Down syndrome critical region,DSCR),该区域基因的过度表达可直接导致唐氏综合征患者中枢神经系统的发育和功能异常。例如,位于关键区的编码淀粉样前体蛋白 APP 基因表达量的增加,会导致唐氏综合征患者过早出现阿尔兹海默病症状。此外,DNA 甲基转移酶 3L(DNA(cytosine-5)-methyltransferase 3-like,$DNMT3L$)也位于 21 号染色体,其在表观遗传调控中发挥着关键作用。通过全基因组甲基化分析,研究人员发现唐氏综合征患者的相关组织(大脑和肝脏等)中表现出 DNA 表观修饰差异(Kerkel et al.,2010;Jin et al.,2013;Dekker et al.,2014)。并且在患有唐氏综合征的胎儿及成年人大脑皮层中统计分析发现,$PCDHG$ 启动子区域被过度甲基化,导致 $PCDHG$ 基因的表达下调(El Hajj et al.,2016)。

通过过表达小鼠中 $HSA21$ 基因组或 $HSA21$ 基因的直系同源基因构建出的唐氏综合征疾病模型小鼠,大大推动了该疾病的病理研究。$HSA21$ 基因的小鼠直系同源基因位于小鼠 16、17 号和 10 号染色体上。目前,使用最广泛的唐氏综合征小鼠模型是 Ts65Dn,该小鼠品系复制了约 55% 的 $HSA21$ 基因的直系同源基因(Gardiner et al.,2006),并表现出与唐氏综合征患者类似的表型,包括学习、认知障碍,大脑体积变化,神经元突触生长及电生理特性变化(Herault et al.,2017)。在目前已知的唐氏综合征关键区内,双底物特异性酪氨酸磷酸化调节激酶 a(dual-specificity tyrosine phosphorylation-regulated kinase 1a,Dyrk1a)是诱导患者产生认知障碍的一个关键基因。Dyrk1a 是一种剂量敏感性激酶,过多或者过少表达都会造成神经系统疾病。其在唐氏综合征患者体内表达量过高,会造成患者的认知障碍,而其表达剂量不足又会导致自闭症的发生。因此,对 $Dyrk1a$ 的研究是探索这两种神经发育性疾病的一个很好的切入点,并且我们也尝试从一个全新的角度——克隆水平来理解克隆内部环路连接的改变对大脑新皮层发育及组装上的影响。

1.4 研 究 方 法

本研究综合运用了活体双光子钙成像、电生理技术、遗传学、免疫组织化学、免疫印迹、子宫内胚胎标记、逆转录病毒工程等研究手段解析了大脑新皮层神经元功能图谱的发育基础。

通过子宫内胚胎注射带有红色荧光标记的逆转录病毒,或者运用MADM 转基因手段标记不同发育时期的克隆,结合 OGB-1 注射以及双光子钙成像技术记录初级视觉皮层神经元在移动光栅刺激时的神经活动,在此基础上分析被标记克隆中的神经元以及周围对照神经元的朝向选择性,以揭示不同亲缘关系以及不同排列方式的神经元之间的功能差异。此外,使用携带高灵敏度钙离子指示剂元件的转基因小鼠($Emx1\text{-}CreER^{T2}$; $MADM\text{-}11$; $Ai162D$)来探究不同亲缘关系神经元自发活动同步性的差异。

另外,利用 MADM 方法标记不同时期的克隆,结合四通道电生理技术检测大脑新皮层中不同发育时期标记的克隆相关神经元以及周围对照神经元的突触连接,以揭示不同亲缘关系以及不同排列方式神经元之间的突触连接特性。

此外,利用 $Pcdh\gamma^{fcon3}$ 条件性敲除小鼠,结合视觉刺激以及双光子钙成像技术来探索 PCDHγ 在神经环路形成以及功能图谱排布中的作用。利用唐氏综合征小鼠模型 Ts65Dn,以及 $Dyrk1a^{fl/+}$, $Fmr1^{fl/fl}$, $Chd8^{fl/+}$ 3 种自闭症相关基因缺失的小鼠模型来探索在疾病状态下,同克隆神经元特异性环路缺陷以及整体功能图谱的变化。

1.5 本 书 结 构

本书包含 8 章。第 1 章首先提出了本书研究的科学问题,并阐述了本研究内容的重要性和创新性，随后详细介绍了领域内相关研究的进展，并明确了目前存在的知识空缺。第 2 章对本研究所用到的实验材料以及研究方法做了详细的介绍。第 3～7 章是本研究的结果部分，其中第 3～6 章详细阐述了大脑新皮层功能图谱的起源、环路以及分子机制。第 7 章对唐氏综合征以及自闭症两种疾病状态下的新皮层功能图谱组装形式进行探讨。第 8 章对以上的实验结果进行总结和讨论，并展望未来的研究方向。

第 2 章　实验材料与方法

2.1　实验材料

2.1.1　实验动物

CD-1 小鼠购买于北京维通利华实验动物技术有限公司。$MADM$-$11GT$（JAX Stock 013749）、$MADM$-$11TG$（JAX Stock 013751）、$Emx1$-Cre（JAX Stock 005628）、$Ai162D$（JAX Stock 031562）小鼠购买于杰克森实验室（The Jackson Laboratory）。$Emx1$-$CreER^{T2}$（Kessaris et al.，2006）和 $Pcdhg^{fcon3/+}$（Lefebvre et al.，2008）小鼠分别由 Nicoletta Tekki-Kessaris 博士（伦敦大学学院，英国）和 Julie L. Lefebvre 博士（多伦多大学，加拿大）以及 Joshua A. Weiner 博士（爱荷华大学，美国）惠赠。本项目所用实验小鼠均饲养于清华大学实验动物中心，自由饮水和进食，保持 7:00—19:00 正常的 12 h 昼夜周期。所有小鼠的使用和操作都遵守动物实验和研究的伦理规范，并得到了实验动物使用和管理委员会（IACUC）的批准。

2.1.2　耗材和试剂

超滤-MC 离心过滤器（UFC30HV00，MERCK）；精细镊子（11254-20，FST）；宽镊子（11018-12，FST）；弹簧剪（15000-03，FST）；剪刀（14184-09，FST）；显微钩子（10032-13，FST）；手术刀柄（10004-13，FST）；手术刀片（10021-00，FST）；缝合钉组合（12020-00，FST）；止血钳（12001-13，FST）；颅钻钻头（19007-05，FST）；玻璃电极（5-000-1001-X10，Drummond）；剃毛器（WAHL）；无菌纱布（稳健）；棉球（201438，国产耗材）；1 mL 注射器（GC-HLD1，上海治宇）；非吸收性缝线（w329，爱惜康）；动物手术垫（80099，RWD）；无菌棉签（HC0053，智强创新）；开颅手术加热垫（DJ 调温 5 W）；明胶海绵（201153，国产耗材）；美洛昔康注射液（齐鲁动保）；异氟烷（R510-22-8，瑞沃德）；脱毛膏（HCMT005，智强创新）；盐酸金

霉素眼膏(白云山)；复方利多卡因乳膏(紫光)；502 胶水(AC-101 通用款，阿隆发)；齿科树脂黏结剂之聚合粉(TG1,Super Bond C&B)；齿科树脂黏结剂之催化剂(TF12,Super Bond C&B)；齿科树脂黏结剂之单体液(SW2,Super Bond C&B)；纳米碳粉(C805116,麦克林)；FIT CHECKER II-GC 附加型硅橡胶贴合点指示剂(ZK2001211,GC)；载玻片(10127105P-G,世泰)；盖玻片(10212450C,世泰)；0.2 mL 八连排 PCR 管(HX-D26,海门联盛)；24 孔板(HX-D18,联盛)；Ø12.7 mm 接杆(OP-50,长沙麓邦)；叉块(PHC-32S-P5,长沙麓邦)；磁性底座式接杆支架(PH-25B,长沙麓邦)；标准光学面包板(MBB-1015,长沙麓邦)；99%氮气(QT04,环宇京辉)；bnc 线(JSJ)；冰冻切片机刀片(Leica)；除尘罐(ST1005,Sunto)；指甲油(TWTD-9,国产)；圆形盖玻片(WARNER)；Kimwipe 精密低尘擦拭纸(34120 ,Kimberly-Clark Professional)；封口膜(PM-996,Bemis)；带尼龙滤膜的无菌一次性过滤装置(8-1020-050,Thermo)；10 cm 培养皿(43016T,Corning)；15 cm 培养皿(08-772-6,Fisher Scientific)；他莫昔芬(T5648-5G,Sigma)；玉米油(C8267-500 mL,Sigma)；蔗糖(10021418,国药)；多聚甲醛(80096618,国药)；抗荧光淬灭剂(F4680-25 mL,Sigma-Aldrich)；Oregon Green BAPTA-1 AM(OGB-1,06087,Invitrogen)；Pluronic™ F-127(20% Solution in DMSO)(P3000MP ,Invitrogen)；盐酸氯普噻吨(C1671,Sigma)；氯化钠(S7653,Sigma)；氯化钾(P5405,Sigma)；HEPES,2-[4-(2-羟乙基)哌嗪-1-基]乙磺酸(H3375,Sigma)；固绿(F252,Sigma)；地塞米松(D1756,Sigma)；卡洛芬(SML1713,Sigma)；三溴乙醇(T48402,Sigma)；2-甲基-2-丁醇(240486,Sigma)；氢氧化钠(S8045,Sigma)；Triton X-100 laboratory grade(X100-500 mL,Sigma)；100bp DNA ladder(MD109-02,天根)；50X TAE(T1060-500,Solarbio)；驴血清(MP20013-500 mL,源叶生物)；琼脂糖(111860 ,biowest)；DMEM(10-013-CVR ,Corning)；胎牛血清(10270106,Gibco)；青链霉素(15140122,Gibco)；磷酸盐缓冲液(corningcellgro,21-031-CVR)；20X 磷酸盐缓冲液(B548117-0500,生工)；Opti-MEM(31985-070,Gibco)；二甲基亚砜(D4540-100ML, Sigma)；Lipofectamine 2000(11668500,Themofisher Scientific)；75%酒精(G73537N,Greagent)；碘伏(HC0012,智强创新)；丙酮(XD0031,现代东方)；1M Tris-Hcl(ST768,碧云天)；0.5M EDTA(ST066,碧云天)；1.1 X T3 Super PCR mix(TSE030,擎科)；Gel Red(MF380-01,聚合美)；蛋白酶抑制剂混合液(04906837001,

Sigma）；RIPA 裂解液（20-188，Merck millipore）；SurePAGE，BIS-Tris，4%～20%（M00656，Genscript）；Pierce ECL western blotting substrate（32106，Themofisher Scientific）；Neurobiotin（SP-1120，VECTOR）；Sodium bicarbonate（S5761，Sigma）；Sodium phosphate monobasic（S8282，Sigma）；D-Glucose（G6270，Sigma）；二水氯化钙（C5080，Sigma）；七水硫酸镁（M2773，Sigma）；氯化胆碱（C7527，Sigma）；抗坏血酸钠（A4034，Sigma）；ATP sodium salt hydrate（A1852，Sigma）；氯化镁（M6266，Sigma）；EGTA（E3889，Sigma）；HiScript Ⅱ 1st Strand cDNA Synthesis Kit（R212，Vazyme）；PowerUp^{TM} SYBR^{TM} Green Master Mix（A25742，Themofisher Scientific）；qPCR 96 孔板（MB-Q96-LBR-W，BioRad）；qPCR 96 孔板密封膜（MB-BQSM，Bio-Rad）。

2.1.3　实验试剂的配制

2.1.3.1　OGB-1 的配制

将 OGB-1 溶解在 4 μL 20%，泊洛沙姆（pluronic acid）中，旋转震荡 2～3 min，用 35 μL 电极内液（150 mmol·L^{-1} NaCl，2.5 mmol·L^{-1} KCl，10 mmol·L^{-1} HEPES，pH7.43）稀释，并加入 1 μL 0.1% 固绿（fast green）溶液用于指示，旋转震荡 2～3 min，随后在冰水浴中额外超声震荡 5～10 min。最后用含 0.22 μm 孔径过滤膜的离心管将溶液过滤。配制好的 OGB-1 溶液放置在冰上，并在 2 h 内使用。

2.1.3.2　他莫昔芬（tamoxifen，TM）的配制

称取 200 mg 他莫昔芬，加入 10 mL 玉米油，配制成 20 mg/mL 他莫昔芬溶液。先通过旋转震荡将他莫昔芬粉末振散，后用锡纸包裹住置于 37℃ 恒温摇床震荡过夜，他莫昔芬完全溶解后置于 4℃ 条件下保存，并于两周内用完。

2.1.3.3　Avertin 麻醉剂的配制

称量 10 g 三溴乙醇加到 10 mL 叔戊醇中，震荡溶解，用锡纸包裹放于 4℃ 条件下储存。在使用前用灭菌 PBS 按照 1∶40 稀释，放于 4℃ 冰箱避光储存。麻醉剂工作液使用量为 100～200 μL/10g。

2.1.3.4 4%多聚甲醛的配制

称取 4 g 多聚甲醛粉末加入 100 mL PBS 中,置于旋转搅拌器上加热搅拌溶解,并调节 pH 值为 7.4。使用 0.22 μm 孔径过滤罐过滤,于 4℃条件下储存。

2.1.3.5 封闭液(blocking solution)的配制

5%驴血清、0.5% Triton X-100 和 0.05%叠氮化钠(sodium azide)加入 PBS 中。涡旋搅拌至完全溶解,用 0.22 μm 孔径的过滤罐过滤后按 50 mL 分装,于−20℃条件下储存。

2.1.3.6 抗体液(antibody solution)的配制

1%驴血清、0.5% Triton X-100 和 0.05%叠氮化钠加入 PBS 中。涡旋搅拌至完全溶解,用 0.22 μm 孔径的过滤罐过滤后按 50 mL 分装,于−20℃条件下储存。

2.1.3.7 0.1%固绿的配制

10 mg 固绿加入 10 mL 灭菌 PBS 中,震荡至完全溶解。

2.1.4 抗体

本实验中所用抗体如表 2.1 所示。

表 2.1 本实验中所用抗体

名　称	公司	货号	RRID	使用浓度
chicken anti-GFP	Aves	GFP-1020	AB_10000240	1∶1 000
rabbit anti-RFP	Rockland	600-401-379	AB_2209751	1∶1 000
rat anti-CTIP2	Abcam	18465	AB_2064130	1∶1 000
rabbit anti-CUX1	Santa Cruz	SC-13024	AB_2261231	1∶1 000
rabbit anti-gamma-Protocadherin	Synaptic Systems	190103	AB_2100954	1∶1 000
rabbit anti-β-Actin	Abcam	Ab8227	AB_2305186	1∶5 000
Alexa Flour 488-Donkey anti-chicken	Jackson ImmunoResearch	703-546-155	AB_2340376	1∶1 000

名　　称	公司	货号	RRID	使用浓度
Alexa Flour 555-Donkey anti-rabbit	Thermo Fisher Scientific	A-31572	AB_162543	1∶1 000
Alexa Fluor 594 donkey anti-rat IgG	Thermo Fisher Scientific	A-21209	AB_2535795	1∶1 000
Alexa Fluor647 donkey anti-rabbit IgG	Thermo Fisher Scientific	A-31573	AB_2536183	1∶1 000
Alexa Fluor 647-conjugated streptavidin	Thermo Fisher Scientific	S21374	AB_2336066	1∶1 000
Anti-rabbit IgG H&L (HRP)	Abcam	Ab205718	AB_2819160	1∶5 000

2.2　实　验　仪　器

超声破碎仪(SB-50,新知)

电极拉制仪(P1000-M-2717,Sutter instrument)

玻璃珠高温灭菌仪(18000-45,FST)

手术体视镜(M125C,LEICA)

荧光体视镜(MVX10,Olympus)

显微操作器(MP-285,Sutter)

冷光源(KL1600LED,LEICA)

电泳槽电极(31DN0007,六一)

凝胶成像仪(Gel DocTM XR+,Bio-Rad)

超速离心机(XE-100,BECKMAN COULTER)

小动物麻醉机(R580S,RWD)

水浴锅(长风)

琼脂糖水平电泳槽(DYCP-31DN,六一)

冷冻切片机(CM3050,Leica)

金属浴(XMTD-8222,精宏)

纯水仪(Milli-Q,Millipore)

PH 仪(FiveEasy Plus,METTLER TOLEDO)

凝胶成像系统(Model No：Universal Hood Ⅱ,Bio-rad)

PCR 核酸扩增仪（Mastercycler Pro，Eppendorf）

微型手持颅钻（78001，瑞沃德）

真空泵（GL-802B，江苏其林贝尔）

Picospritzer Ⅲ（Parker Instrumentation）

Microloader（Eppendorf）

双光子显微镜（FVMPE-RS，Olympus）

共聚焦显微镜（FV3000，Olympus）

玻片扫描仪（Axio scan. Z1，ZEISS）

视觉刺激显示器（328P6V，PHILIPS）

CO_2 培养箱（HERAcell 150i，Thermo）

金属浴（GL-150B，Kylin-Bell Lab Instruments）

MultiClamp 膜片钳放大器（700B，Axon）

数模转换器（DD1550B，Axon）

MPC200-3721 电动显微操纵仪（MPC-200，Sutter）

蠕动泵（BT00-2J，Longerpump）

温控仪（TC-324C，Warner）

显微镜光源（TH4-200，Olympus）

汞灯（U-HGLGPS，Olympus）

红外正置显微镜（BX51WI，Olympus）

电子相机（Ocular）

成像显示器（East Hero）

ROE-200（Sutter）

CV-7B Headstage（Axon）

振动切片机（VT1200S，LEICA）

实时荧光定量 PCR 仪（CFX96，Bio-Rad）

2.3 实 验 方 法

2.3.1 MADM 小鼠准备

将 $Emx1\text{-}CreER^{T2+/-}$；$MADM\text{-}11^{GT/GT}$ 品系雄鼠与 $Emx1\text{-}CreER^{T2+/-}$；$MADM\text{-}11^{TG/TG}$ 品系雌鼠 1：1 合笼，连续检栓 4 d，每天将见栓的雌鼠取出，放到新的笼子饲养。在第 4 天将未见栓的雌鼠也一并取

出,使雄鼠得到充分休息,以待下周合笼。代孕母鼠使用 CD-1 品系小鼠,以同样的操作流程合笼检栓。但合笼时间比 MADM 小鼠提前两天,保证在 MADM 小鼠剖腹产当天,代孕母鼠已经生仔。

小鼠见栓当天视为 E0,根据实验需要在小鼠 E10、E11、E12、E13 称取怀孕鼠体重,按照 50 μg/g 腹腔注射他莫昔芬。

注射过他莫昔芬的小鼠单笼饲养,在小鼠 E19 上午,断颈处死母鼠,剪开其腹部皮肤和肌肉,掏出胚胎,用精细解剖镊撕开子宫膜,取出幼鼠,小心剪去胎盘。将幼鼠置于加热垫上,用灭菌棉签不断擦拭幼鼠口鼻与身体,直到幼鼠身体表面无液体残留。待幼鼠皮肤变为粉红色,且有自主心跳后,将幼鼠与代孕母鼠的 1～2 只小仔以及代孕母鼠的饲养垫料混在一起,以使 MADM 幼鼠混有代孕母鼠的气味,使代孕母鼠可以喂养 MADM 幼崽。

2.3.2　基因型鉴定

在小鼠出生后 10～14 d 剪尾于 1.5 mL 离心管中,并标记脚号。在离心管中加入 120 μL 50 mmol · L^{-1} NaOH 溶液,确保鼠尾浸没其中。置于 95℃ 金属浴上裂解 15～20 min。加 20 μL 1 mol · L^{-1} Tris/HCl-5 mmol · L^{-1} EDTA 混合液于裂解后的鼠尾溶液中,12 000 r/min 离心 3 min。按照表 2.2 的配比以及表 2.3 的引物构建 PCR 体系,并按照表 2.4 设置 PCR 程序进行 PCR。配制 2% 的琼脂糖凝胶于 TAE 中,微波炉中加热直至琼脂糖完全溶解,每 50 mL 加入 2 μL 胶红染料,混匀后倾倒入组装好的电泳槽内。待凝胶凝固后上样,并加入 5 μL 100 bp DNA ladder。盖上电泳槽盖,设置电压为 150 V,跑胶 20 min。将电泳结束的胶放入凝胶成像仪的托盘上,设置好成像程序,进行成像。最终根据表 2.5 列出的条带大小判断小鼠基因型。

表 2.2　PCR 体系

成　　分	剂量/μL
小鼠基因组	1.5
引物 1	0.5
引物 2	0.5
(引物 3)	(0.5)
(引物 4)	(0.5)
1.1×T3 mix	补齐 20

表 2.3　基因鉴定所使用的引物

引物名称	引物序列
CreER-SP0120	GCCTGGTCTGGACACAGTGCC
CreER-SP0121	CTGTCTGCCAGGTTGGTCAGTAAGC
GT&TG-SP0179	TGGAGGAGGACAAACTGGTCAC
GT&TG-SP0180	TCAATGGGCGGGGGTCGTT
GT&TG-SP0181	TTCCCTTTCTGCTTCATCTTGC
GT/TG-SP0196	CTGTCCGCGGGGGGGACGGCTGCCTTCG
GT/TG-SP0197	GAACTTCGGAGATCTTTGATACCAAC
Pcdhg-SP0620	AGCAAGGTAGCTGGGCTGTTGGGGTGACCG
Pcdhg-SP0621	GACTAGTTGTCCCCAGGCATTGAAAAGAGG
Pcdhg-SP0622	CAAGGTTGTCACTGACCCCATCTGACCATC
Pcdhg-SP06203	CGGTGAACAGCTCCTCGCCCTTGCTCACCA
Cre-SP0112	CACCCTGTTACGTATAGCCG
Cre-SP0113	GAGTCATCCTTAGCGCCGTA
*Ai*162D-SP0703	CCC TGG CTT TTC TGG AAC T
*Ai*162D-SP0704	CCT TTA ATC CCG ATG CTC AG
*Ai*162D-SP0705	GAT CAG GGA AGC AGA CAT CG
*Ai*162D-SP0706	GGC ATT AAA GCA GCG TAT CC
*Chd*8$^{fl/fl}$-SP0612	GCC GAG GGG ATG AGG ATA TTT AGG
*Chd*8$^{fl/fl}$-SP0613	GGT ACA TAT GCC TTA AAA ATC AGG CCC AG
*Fmr*1$^{fl/fl}$-SP0257	GTTGAGCGGCCGAGTTTGTCAG
*Fmr*1$^{fl/fl}$-SP0258	CCCACTGGGAGAGGATTATTTGGG
*Dyrk*1a1$^{fl/fl}$-SP0707	TAC CTG GAG AAG AGG GCA AG
*Dyrk*1a1$^{fl/fl}$-SP0708	GGC ATA ACT TGC ATA CAG TGG
*Ts*65Dn-Chr17fwd	GTGGCAAGAGACTCAAATTCAAC
*Ts*65Dn-Chr16rev	TGGCTTATTATTATCAGGGCATTT
*Ts*65Dn-IMR8545	AAAGTCGCTCTGAGTTGTTAT
*Ts*65Dn-IMR8546	GGAGCGGGAGAAATGGATATG

表 2.4　PCR 程序

温度/℃	时　　间	
98	4 min	
98	10 s	
60	10 s	}33×
72	25 s	
72	5 min	
10	持续	

表 2.5 PCR 产物条带大小

基因型	阳性条带大小/bp	阴性条带大小/bp
CreER	398	无
GT&TG	230	350
GT/TG	240(TG) 520(GT)	无
Pcdhg	300	270
Cre	300	500
Ai162D	248	195
Chd8$^{fl/fl}$	276	211
Fmr1$^{fl/fl}$	220	120
Dyrk1a1$^{fl/fl}$	232	132
Ts65Dn	285	622

2.3.3 小鼠子宫内胚胎注射

按预实验标记的克隆密度确定逆转录病毒稀释比例,用 DPBS 稀释病毒,并加入 0.1% 固绿用于指示。用玻璃拉针仪拉制玻璃电极(拉针程序:Heat=650,Pull=60,Velocity=75,Time=25),保留较长且带刻度的这端电极。在体视镜下,按照所需的针尖宽度截断玻璃电极。用磨针仪将玻璃电极尖端磨尖,一般单次磨制 1 min,后将玻璃电极旋转 90° 再次打磨 30 s。在体视镜下观察玻璃电极的形状,保留尖端较尖的电极。如发现玻璃电极尖端有残留的碎屑,可用压缩空气吹去。用带有软管的注射器吸取病毒,在玻璃电极尾部插入一端掰成三角形的推针铁丝,将组装好的玻璃电极尖端浸没在 DPBS 中,以防尖端堵塞。在 50 mL DPBS 中加入 500 μL 青链霉素,置于 37℃ 水浴锅内以备后用。用 75% 酒精擦拭手术台面,将手术器械清洗干净并置入玻璃珠高温灭菌仪中灭菌。用异氟烷麻醉 CD-1 孕鼠(诱导浓度 4%,维持浓度 2%),确认孕鼠完全麻醉后将孕鼠从麻醉盒中取出置于加热垫上。用宠物剃毛机去除孕鼠腹部的毛,用 75% 酒精、碘伏、75% 酒精按顺序擦拭孕鼠腹部进行杀菌消毒,同时用 75% 酒精将自己手部消毒。沿孕鼠腹部中线分别剪开腹部的皮肤和腹膜。将中间剪一个口的灭菌纱布置于创口上,并用 PBS 润湿。掏出小鼠胚胎置于灭菌纱布上,手术过程中不时用 DPBS 润湿胚胎,将病毒注射到胚胎鼠两侧脑室中(每侧约注射 1 μL),注射后可见明显月牙形。胚胎鼠全部注射完毕后,轻柔地将小鼠胚胎放回母鼠腹腔内,加入约 10 mL 加有青链霉素的 DPBS,用两把钝镊子夹住腹部开口处晃动小鼠,使胚胎滑回原位。用缝合线缝合腹膜,用缝合钉将外部皮肤钉紧。关闭麻醉机,待母鼠在加热垫上完全苏醒后将其放到一个干净的笼子内,并在笼内放一些用饮用水泡过的较软的鼠粮,供母鼠食用。

2.3.4 逆转录病毒制备

(1) 培养基的配制

首先将 FBS(fetal bovine serum)在 56℃水浴锅中灭活 30 min,期间每隔 10 min 将血清拿出轻轻晃动。取 50 mL 灭活血清加进 450 mL DMEM 中,再加入 5 mL 100×青链霉素摇晃混匀,用带有 0.22 μm 过滤膜的过滤器过滤该溶液,用封口膜封口,于 4℃条件下保存。

(2) 制备逆转录病毒

将培养基放置在 37℃水浴锅中预热 30 min。取 10 mL 培养基于离心管中备用。从液氮罐中取出冻存的细胞,迅速放入 37℃水浴锅中融化 1 min,后将其转入培养基中以 800 r/min 离心 5 min。小心地吸去上清液,确保不要接触底部沉淀。另外加入 10 mL 培养基重悬,将细胞悬液转移到 10 cm 培养皿中,向前后左右四个方向晃动培养皿,使细胞均匀铺在培养皿中,转移培养皿于 37℃培养箱,培养 1~2 d,直至细胞长到 95% 的密度。

细胞传代:事先预热培养基,在体视镜下检查培养皿内细胞状态,确认是否可以传代。如果可以传代,用真空泵将培养皿中的培养基吸去。用 DPBS 洗一次培养皿内的细胞,然后用真空泵吸去 DPBS。加 1 mL 胰酶于培养皿中,放回培养箱中 2 min,取出后轻轻晃动或拍动培养皿,用移液器轻柔地将细胞完全吹打下来,加入 10 mL 额外的培养基,一起转移到离心管中,800 r/min 离心 5 min。吸去上清液,用 60 mL 新的培养基重悬细胞,分到 3 个直径为 15 cm 的培养皿中,分散晃匀,将培养皿放回培养箱中继续培养 1~2 d。

细胞转染:在转染前,用未加青链霉素的培养基换液一次(每盘 14 mL)。按照病毒质粒 54 μg:VSVG 18 μg:GP 33 μg 的比例将质粒在 15 mL 离心管中混匀(离心管 A)。加入 9 mL Opti-MEM 与质粒混匀。将 9 mL Opti-MEM 和 360 μL Lipofectamine 2000 加入另一个离心管 B 中,静置 5 min。然后将离心管 B 中的溶液滴加入离心管 A,同时轻轻拍打离心管,静置 20 min 后滴入培养皿。

病毒收集:在转染后 6~12 h 将培养基换成含青链霉素的常规培养

基。在其后的 24、36 h 和 48 h 收集培养基,并在每盘中加入 20 mL 新鲜培养基。将收集的病毒溶液 3500 r/min 离心 5 min,去除细胞碎片沉淀。将上清转移到 33 mL 离心管内,每管加入 30 mL,严格配平后放置到高速离心机内,设置离心机参数:27 000 r/min、4℃离心 2 h。离心结束后,小心吸去上清,用 kimwipe 精密低尘擦拭纸将管壁内残留的溶液擦干。每个离心管内加入 50 μL DPBS,放于 4℃充分溶解过夜。第二天将病毒溶液按照 5 μL 一管分装,放于 −80℃条件下长期保存。

在整个过程中需要注意:每次使用生物安全柜前后都需要用 70%酒精清洁台面,放入生物安全柜内的物品要用 70%酒精消毒并擦干。所有接触到病毒的物品需用 84 消毒液浸泡,并用专门的回收袋收集,经高温灭菌后统一处理。

2.3.5　小鼠心脏灌流

称量小鼠体重,按照 100~200 μL/10g 腹腔注射 2.5% Avertin 麻醉剂。小鼠麻醉后,用镊子轻夹小鼠尾巴或者四肢,确认小鼠没有疼痛反应,方可进行下一步操作。将小鼠四肢固定在灌流盘上,从胸腔剪开皮肤和肋骨,用止血钳夹起胸骨,暴露出心脏。用 PBS 将灌流泵软管润洗,将注射针头插入小鼠左心室,剪破右心耳,开启恒速灌流泵,PBS 灌流 10 min,后换成 4℃ 4% PFA 溶液灌流 20 min,待小鼠四肢僵硬后停止灌流将小鼠从灌流固定盘中取下,从两耳后剪下小鼠头,剥离脑组织,浸泡在 4℃ 4% PFA 溶液中约 8 h,用 PBS 洗脱 3 次后换到 30%蔗糖溶液中脱水。

2.3.6　免疫荧光染色

将脱水彻底的小鼠脑组织用 OCT 包埋,使用冷冻切片机进行厚度为 100 μm 的连续切片,连续收集于 24 孔板中。先用 PBS 将组织切片上多余的包埋剂清洗掉,每孔加入 500 μL 封闭液,放置于室温摇床,封闭 2 h。封闭结束后,吸掉封闭液。按照特定抗体稀释比稀释一抗于抗体稀释液中,震荡混匀,按照每孔 200 μL 加入,于 4℃摇床过夜孵育。吸出一抗于一个干净的离心管内,以便下次回收使用。用 PBST 洗脱 3 次,每孔加入 200 μL 配制好的二抗溶液,室温下摇晃孵育 2 h。回收二抗并避光储存。将脑片按顺序排列到载玻片上,滴加抗荧光淬灭剂,盖好盖玻片,待盖玻片不再滑动后用指甲油将盖玻片四周封住。

2.3.7　实时荧光定量 PCR

用 TRIzol 法抽提 $Emx1\text{-}Cre$；$Chd8^{fl/+}$、$Emx1\text{-}Cre$；$Fmr1^{fl/fl}$、$Emx1\text{-}Cre$；$Dyrk1a^{fl/+}$、Ts65Dn 小鼠以及各自对照组小鼠大脑新皮层的总 RNA，使用 HiScript Ⅱ 1st Strand cDNA Synthesis Kit 对 RNA 样本（1 μg）进行逆转录。按照试剂盒说明书首先去除基因组 DNA，再逆转录成 cDNA，用于后续 qPCR 实验。

按照 PowerUp™ SYBR™ Green Master Mix 说明书配制 qPCR 反应体系。由于 $Fmr1$ 会调控 $Actin$ 的表达，因此 $Emx1\text{-}Cre$；$Fmr1^{fl/fl}$ 样品选用 $Gapdh$ 作为内参，其余 3 组选用 $Actin$ 作为内参。将上步得到的 cDNA 按照 1∶4 稀释后加样到 96 孔板中。用密封膜密封后短暂离心，放入 qPCR 仪中进行反应，得到不同样本不同基因的 Ct 值，进行后续计算分析。

2.3.8　蛋白质免疫印迹

剥离小鼠皮层组织，加入 RIPA 裂解缓冲液和 4% 蛋白酶抑制剂后进行研磨和破碎。将组织裂解液在 4℃ 条件下以 14 000 r/min 离心 30 min，收集上清液。用 NanoDrop OneC 分光光度计测定裂解液浓度。用预先制备好的 4%～20% Bis-Tris 凝胶将皮层组织裂解蛋白分离。使用湿转移装置将蛋白质转移到 NC 硝酸纤维素膜上。转膜后，用 5% 牛血清白蛋白溶液在室温下封闭膜 1 h。在免疫组化部分，使用的一抗是 rabbit anti-gamma-Protocadherin（190 103；1∶1 000，Synaptic Systems，RRID：AB_2100954）和 rabbit anti-β-Actin（ab8227；1∶5 000，Abcam，RRID：AB_2305186）。二抗使用 Anti-rabbit IgG H&L（HRP）（ab205718；1∶5 000，Abcam，RRID：AB_2819160）。二抗与 Pierce ECL Western Blotting Substrate 偶联，获得化学发光图像。

2.3.9　小鼠开颅手术

手术前用玻璃珠高温灭菌仪将手术器械进行消毒，用 75% 酒精擦拭手术仪器和桌面。手术小鼠称重，计算给药剂量。手术前在小鼠皮下注射地塞米松（0.2 mg/kg）和卡洛芬（5 mg/kg），分别防止小鼠手术过程中出现脑水肿和炎症反应。术前和术后分别在皮下注射美洛昔康（4 mg/kg），用于给小鼠镇痛。用异氟烷将小鼠麻醉（诱导浓度 4%，维持浓度 1%～1.5%），后置于手术加热垫上。在小鼠双眼上涂抹眼膏,防止手术中小鼠眼睛干燥,并避免强光照射。用脱毛膏去除小鼠头皮上的毛,涂抹利多卡因乳膏起到表面麻醉的作用。剪去两耳间到两眼间的头皮,暴露出颅骨,清理颅骨表面的膜结构并剪去颈后部连接的肌肉组织,同时使颅骨保持干燥。用马克笔在后囟(lambda)点向右 3 mm 处为圆心,1.5 mm 为半径画圆(即右侧视觉皮层),确定开颅区域。用 502 胶水将定制钛合金片倾斜粘在所画区域,后用牙科水泥进一步加固。用颅钻钻开视觉皮层上方的颅骨,不断添加并吸去灭菌 PBS 来保持皮层表面湿润。用尖镊子撕去皮层表面的硬脑膜,用事先浸泡在灭菌 PBS 的明胶海绵擦拭皮层表面,用于止血。在确保出血停止后,用一个直径 5 mm、厚度 0.17 mm 的无菌玻璃片盖在开窗区表面,用牙科水泥固定封装。关闭麻醉系统,待小鼠在加热垫上完全苏醒后,将小鼠放回笼子。

2.3.10　OGB-1 注射

将配制好的 OGB-1 溶液加进拉置好尖端的玻璃电极(玻璃电极拉制程序: 1. Heat＝636,Pull＝0,Velocity＝35,Time＝25; 2. Heat＝600,Pull＝0,Velocity＝15,Time＝25)。将玻璃电极固定在微型操作台上,并调整倾斜角度为 30°。在荧光体视镜下确定胚胎时标记的克隆位置,并靠周围的血管系统定位。调整玻璃电极的尖端到克隆位置上方,记录此时 x 轴数值,视注射位点的深度移动 x 轴,后撤电极约 $300\sim500$ μm,移动 z 轴使得玻璃电极的尖端正好接触到皮层,以对角线模式将电极斜插入皮层,观察 x 轴数值,直到回到初始位置。停留约 30 s 后,以 $5\sim10$ psi 连续注射约 3 min。注射完毕后通过绿色荧光 LED 观察注射情况。一般情况下,可围绕克隆所在位置,在不同深度注射 $2\sim3$ 次,以覆盖整个克隆。OGB-1 注射结束后,依照上述方法封装盖玻片,等待 $30\sim60$ min,待染料完全进入细胞后进行下一步成像实验。

2.3.11　视觉刺激、双光子钙成像以及数据分析

使用 Psychopy 程序(Peirce,2007)在 31.5 英寸的 LCD 显示器(PHILIPS,60 Hz 刷新率)上呈现视觉刺激。显示器的中心摆放在距离小鼠左眼 $15\sim20$ cm 的位置。使用 12 个方向(间隔 30°)的移动光栅(100％对比度,空间频率 0.04 循环/度,时间频率 2 Hz)作为视觉刺激,按照同样的顺序连续呈现 $4\sim12$ 次。视觉刺激程序以 4 s 的灰色空白画面开始,紧接

着出现 4 s 的视觉刺激。所选取的空间频率及时间频率根据预实验中能激发成像区域神经元最大响应的参数选择。每次实验开始时,在视觉刺激屏幕的 12 个位置(3×4)使用尺寸较小的圆形光栅刺激来确定所成像的视觉皮层神经元最佳感受野位置,之后将显示器调整到成像区域大多数神经元最佳感受野位置。

使用 820 nm 或 920 nm 激光进行双光子成像(FVMPE-RS,Olympus)。使用 25×镜头(1.05 NA,920 nm 成像波长时通过点扩散函数测量出的轴向分辨率为 20 μm,XLPLN25XWMP2,Olympus),且确保成像时镜头下输出功率小于 30 mW。为了防止视觉刺激显示器的光进入成像系统中,我们自制了一个保护罩(铝,喷黑漆)粘在固定小鼠的钛合金片上,并在镜头外圈用多层黑色塑料包裹。通过在关闭激光时将检测器的电压调到最大,开关显示器,确保检测器没有检测到明显信号,来确认遮光效果。在给予小鼠视觉刺激的同时,使用 galvanometer 扫描振镜连续采集 512×512 像素的时间序列图像。

成像前,通过给小鼠腹腔注射氯普噻吨(chlorprothixene)(5 mg/kg)来镇定小鼠。偶尔辅以异氟烷麻醉(0.2%～0.5%)。在小鼠下方垫一个加热垫,使得小鼠体温维持在 37℃。所有实验中,先确定皮层表面位置,在接下来的实验中选择包含克隆相关神经元的平面进行功能成像。每个成像平面保证 z 轴没有明显的漂移,图像无明显晃动,后续图像处理中,出现明显位移的图像将被舍弃。

为了区分 MADM 标记的 EGFP 信号和注射的 OGB-1 信号,我们使用了不同激发波长和接收滤光片组合。具体来说,分别使用波长为 820 nm、920 nm 和 1 040 nm 的荧光来激发 OGB-1、EGFP 和 tdTomato 信号,并分别用绿色(BA 495-540)、蓝色(BA 460-500)和红色(BA 575-645)的接收滤光片(Olympus)。

使用 MATLAB(R2016a,R2017,R2021)进行图像处理和后续数据分析。通过测量不同像素的相关性来纠正成像过程中水平方向比较小的位移,并根据最佳匹配来对齐图片。使用模板比对来自动识别细胞,自动识别的准确率约达到 95%,其余未被识别或者错误识别的细胞进行人为添加或修正。不同时间采集的图像也根据上述的相关性算法来对齐。检查每个细胞是否在成像结束时仍清晰可见,以及可明显地和背景区分,并和周围细胞保持不变的相对位置。

根据式(2-1)计算神经元对每个视觉刺激的响应:

$$\frac{\Delta F}{F} = \frac{F_{\text{STIM}} - F_0}{F_0} \tag{2-1}$$

式中,F_{STIM} 是有视觉刺激时神经元的平均荧光强度,F_0 是在刺激间期的后 3 s 神经元的平均荧光强度。通过减去细胞外圈(3 μm)的荧光信号,乘以污染系数来去除神经纤维信号(非焦平面的信号)的污染。污染系数通过计算平行于成像平面的小血管内的荧光强度和周围背景荧光强度比值的平均值来得出。如果某个神经元在 6 个刺激朝向中存在某个朝向的荧光强度变化显著高于其他朝向(ANOVA,$P<0.05$),且 $\Delta F/F>2\%$,则认为这个神经元是有选择性的神经元。神经元的偏好朝向(preferred orientation)由神经元对所有朝向响应的平均向量来定义,通过如下公式计算:

$$a = \sum_i R_i \times \cos(2\theta_i) \tag{2-2}$$

$$b = \sum_i R_i \times \sin(2\theta_i) \tag{2-3}$$

$$\theta = 0.5 \times \arctan\left(\frac{b}{a}\right) \tag{2-4}$$

式中,R_i 是第 i 个朝向 θ_i(6 个朝向,间隔 30°,涵盖 0°~150°)的响应,θ 是偏好朝向。朝向选择系数(orientation selectivity index,OSI)由式(2-5)计算:

$$\text{OSI} = \frac{R_{\text{pref}} - R_{\text{ortho}}}{R_{\text{pref}} + R_{\text{ortho}}} \tag{2-5}$$

式中,R_{pref} 是神经元在其偏好朝向的响应,R_{ortho} 是神经元对垂直于其偏好朝向的响应。

定义 OSI >0.3 的神经元为有朝向选择性的神经元。在基于细胞轮廓的朝向图谱(orientation map)中,颜色代表由平均向量计算出的神经元的偏好朝向;饱和度正比于神经元响应与基线活动相比的显著性;亮度正比于神经元在其最喜欢的朝向刺激出现时的荧光强度变化。根据单个克隆内神经元或者相应的对照组神经元的偏好朝向计算圆方差(circular variance,CV):

$$R^2 = \left(\sum_{i=1}^n \cos\theta_i\right)^2 + \left(\sum_{i=1}^n \sin\theta_i\right)^2 \tag{2-6}$$

$$R_{\text{av}} = \frac{R}{n} \tag{2-7}$$

$$\text{Var}(\theta) = 1 - R_{\text{av}} \tag{2-8}$$

式中，θ_n 是神经元的偏好朝向，n 是每组内分析的神经元数量。圆方差是介于 $0\sim1$ 的值，越接近 1 表示该群组内的角度差异越大，越接近均匀分布。

神经元之间的噪声相关（noise correlation）按照如下方法计算：用每次实验神经元在各个朝向视觉刺激的响应值减去平均 $\Delta F/F$，并使用 z-score 做均一化，计算神经元噪声活动的皮尔森相关系数，就得到了噪声相关程度。

2.3.12　电生理记录

将小鼠脑取出，使用振动切片机（Leica）制备约 350 μm 厚的脑切片，切片时使用 4℃ ACSF（126 mmol・L^{-1} NaCl，3 mmol・L^{-1} KCl，1.25 mmol・L^{-1} KH$_2$PO$_4$，1.3 mmol・L^{-1} MgSO$_4$，3.2 mmol・L^{-1} CaCl$_2$，26 mmol・L^{-1} NaHCO$_3$ 和 10 mmol・L^{-1} glucose，同时注入 95% O$_2$ 和 5% CO$_2$）。将脑片放在 32℃ 的 ACSF 中孵育至少 1 h，之后转至室温。将孵育好的脑片转移到 34℃ ACSF 循环流动的记录槽内，用 10× 物镜找到有荧光标记的细胞，换成 60× 物镜确认细胞位置。将电极内液（130 mmol・L^{-1} potassium gluconate，6 mmol・L^{-1} KCl，2 mmol・L^{-1} MgCl$_2$，0.2 mmol・L^{-1} EGTA，10 mmol・L^{-1} HEPES，2.5 mmol・L^{-1} Na$_2$ATP，0.5 mmol・L^{-1} Na$_2$GTP，10 mmol・L^{-1} potassium phosphocreatine，以及 0.3% Alexa Fluor 568 hydrazide，pH=7.25，295 mOsmol/kg）注入到拉制好的玻璃电极中，电极尖端电阻约 10 MΩ。使用 Axon Multiclamp 700B 放大器和 pCLAMP 10 软件（Molecular Devices）进行记录和分析。

在四通道全细胞记录中，通过在 500 ms 内注入两个短暂（5 ms，间隔 50 ms i.e.，20 Hz）的阈值上（600～1 000 pA）去极化电流和一个短暂（5 ms）的阈值上（600～1 000 pA）去极化电流来判断突触连接。接受电流注入的神经元维持在电流钳模式，其他神经元维持在 −70 mV 的电压钳模式。判断存在突触连接的标准是在突触前神经元爆发动作电位的 1～5 ms 内，平均突触后电流大于 0.5 pA。

全细胞膜片钳记录后，在记录的神经元内注入神经生物素，脑片使用 4% PFA 固定，通过使用 Alexa Fluor 647-conjugated streptavidin（Invitrogen）染色来重构记录的神经元形态。使用共聚焦显微镜（FV3000，Olympus）进行成像，z 轴步进 1～3 μm，通过 Neurolucida（MicroBrightField）进行重构。

2.3.13 克隆三维重构

序列收集每一张进行过免疫荧光染色的脑片,按照从嗅球到小脑的方向贴在载玻片上。使用玻片扫描仪(ZEISS)扫描成像。在 Neurolucida 软件中画出整张脑片、脑室以及皮层的各个层(根据细胞核染色分辨)的轮廓。用不同颜色的点和五角星分别标记皮层内有荧光标记的神经元和胶质细胞。根据脑片中线或其他结构特征将一个脑的所有脑片叠加排列在一起,完成大脑的三维重构。

2.3.14 初级视觉皮层神经元功能图谱模拟

为了拟合初级视觉皮层 2~4 层神经元功能图谱,我们通过模拟的神经元数量以及单个进行神经发生的 RGPs 的神经元产出来预估被模拟的神经元亲缘关系。具体来说,如果区域内有 n 个神经元,RGPs 在皮层第 2~4 层平均产生 μ 个神经元,那么产生姐妹神经元的 RGPs 数量就是 n/μ。所以,姐妹神经元的对数是 $(n/\mu)\times C_\mu^2$,表姐妹神经元的对数是 $[C_n^2 - (n/\mu)\times C_\mu^2]$。根据不同亲缘关系神经元的功能相似性,来计算 n 个神经元的朝向偏好性。也就是说,$(n/\mu)\times C_\mu^2$ 对神经元采用姐妹神经元的功能相似性,$[C_n^2 - (n/\mu)\times C_\mu^2]$ 对神经元展现表姐妹或非克隆相关神经元的功能相似性。计算出神经元的朝向偏好后,随机赋予每个神经元。为了和双光子钙成像的数据相匹配,同样将每个神经元的偏好朝向(按照整体神经元图谱的主导朝向)划分为 4 个区间(每 45°为一个区间),并给每个区间赋予一种颜色来展示。

例如,绘制一个由 25 个神经元构成的初级视觉皮层第 2~4 层的神经元图谱。进行单个神经发生的 RGPs 产生约 5 个位于皮层第 2~4 层的神经元。随后根据神经元之间的朝向偏好差异来计算各个功能图谱的累积分布曲线。

第3章 发育起源相关的神经元功能选择

神经元的产生以及迁移模式和突触连接对皮层的功能排布至关重要，然而早期的发育过程是如何调控功能图谱的形成，目前还知之甚少。本章从神经元的产生模式入手，解析皮层发育成熟后神经元功能图谱的形成机制。主要讨论 RGPs 经由对称分裂得到的大克隆和不对称分裂得到的小克隆内神经元功能相似性的差异，并指出克隆内不同亲缘关系神经元对克隆功能相似性贡献的权重不同，表明神经元的功能排布模式是由其发育起源决定的。

3.1 标记新皮层中不同亲缘关系组成的克隆

本实验室的前期工作表明，姐妹神经元也就是不对称分裂产生的克隆内神经元会优先形成环路连接并执行相同的功能（Li et al.，2012；Yu et al.，2009，2012），然而目前对亲缘关系更远一级的神经元——表姐妹神经元是如何参与皮层局部微环路连接以及皮层功能组装的还没有明确的答案。

为了探索不同亲缘关系神经元的功能选择特性，首先需要明确在不同发育时期标记的克隆内部神经元亲缘关系的组成。如前文所述，皮层内绝大多数兴奋性神经元都来源于 RGPs，RGPs 在皮层的早期发育过程中（E9～E11）主要进行对称分裂来扩大神经干细胞库，后期（E12～E16）进行不对称分裂，直接或者间接通过 IPs 产生神经元。根据神经元的来源，可以将神经元之间的亲缘关系划分为姐妹和表姐妹：由同一个 RGPs 进行不对称分裂产生的子代神经元互为姐妹关系；而由 RGPs 经由对称分裂产生的子代 RGPs 各自不对称分裂产生的两组姐妹神经元之间互称为表姐妹神经元，根据 RGPs 亲缘关系的远近程度又可将表姐妹神经元定义为一级、二级或较远亲缘关系的表姐妹神经元（图 3.1）。因此，为了探究姐妹神经元和表姐妹神经元执行功能的相似度，分别选择在小鼠胚胎期（embryonic stage,E)11 d 和 13 d 标记克隆：E13 标记的克隆内部主要由姐妹神经元组成,而 E11 标记的克隆为姐妹神经元和表姐妹神经元混合组成的克隆。

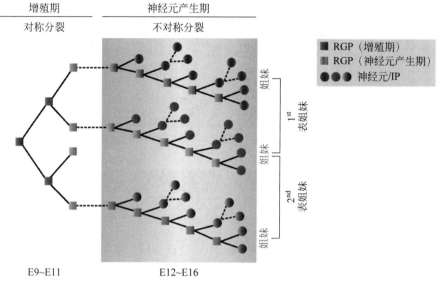

图 3.1　不同时期标记的克隆内神经元亲缘关系组成

　　为了了解不同亲缘关系神经元的功能,分别在 CD-1 孕鼠怀孕 11 d 或 13 d 时向小鼠胚胎脑室内注射低滴度带有红色荧光(tandem dimer Tomato,tdTomato,tdT)标记的逆转录病毒,目的是稀疏标记正在进行对称分裂或不对称分裂的 RGPs 及其子代细胞(即克隆)。和预期相同,我们观察到典型的兴奋性神经元克隆：神经元胞体呈锥形,有清晰可见的顶树突结构,被标记的神经元在皮层内聚集在一起且径向排列,有些克隆也包含神经胶质细胞,如图 3.2(a) 和图 3.2(c) 所示。

　　根据实验室前期的克隆分析结果,大多数 RGPs 在 E12 时从对称的增殖分裂向不对称的神经发生转变,并且进入不对称分裂的 RGPs 平均约产生 8～9 个神经元(Gao et al.,2014)。因此 E11 标记的克隆内有姐妹神经元也有表姐妹神经元；而 E13 标记的 RGPs 绝大多数已经进入不对称分裂期,如果克隆内神经元数目小于均值,就可以将克隆内的神经元视为姐妹神经元。此外,E11 和 E13 标记的克隆神经元数量也有明显差异,E11 标记的克隆内神经元数目远多于 E13,这表明随着发育时间的推移,RGPs 增殖能力以及产生神经元的潜能都逐渐减弱,如图 3.2(b)、(d) 和 (e) 所示。

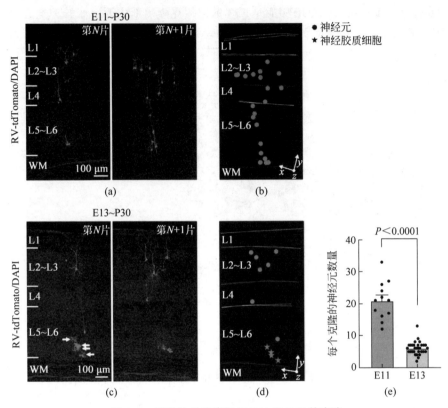

图 3.2 用逆转录病毒标记 E11 和 E13 的克隆

(a)、(c)为逆转录病毒标记的 E11 和 E13 克隆,在小鼠出生后 30 d(P30)时取材分析。大脑连续切片后进行 tdTomato 免疫染色并共染 DAPI。左侧短线为皮层的分层标识。(b)、(d)为 (a)、(c)中克隆的三维重构图。不同颜色的线代表皮层不同层的边界。圆点表示神经元的胞体,五角星表示胶质细胞的胞体位置。x、y、z 轴表示克隆的空间方向:x 轴平行于皮层表面,y 轴垂直于皮层表面,z 轴平行于皮层表面。(e)E11 和 E13 标记的克隆内神经元数目统计。柱状图和线代表平均值+均值标准误差(E11,$n=12$;E13,$n=32$;用 Mann-Whitney 检验做显著性检验)。

3.2 不同亲缘关系神经元的功能特性

早期的研究工作发现谱系关系影响了神经元之间的突触连接和功能组成(Cadwell et al.,2020;Li et al.,2012;Ohtsuki et al.,2012;Yu et al.,2009),但没有对克隆内不同亲缘关系神经元进行进一步区分。为了探讨不

同亲缘关系神经元执行的功能是否存在差异,实验设计在小鼠 E11 和 E13
分别标记由 RGPs 对称分裂产生的姐妹神经元与表姐妹神经元混合的克隆
和 RGPs 经由不对称分裂产生的只有姐妹神经元的克隆。已知小鼠初级视
觉皮层部分神经元对不同朝向移动的光栅存在特异的选择性,为了研究神
经元执行的功能,并定量地比较神经元执行功能的差异,我们选择位于初级
视觉皮层的克隆进行功能实验,来系统分析比较不同胚胎时期标记的克隆
相关神经元执行功能的异同。

　　为了检测神经元的功能,对小鼠初级视觉皮层进行颅窗手术,在体视荧
光显微镜下找到胚胎时期标记的克隆,并在附近注射 OGB-1(图 3.3)。
OGB-1 是一种钙离子指示剂,在细胞内钙离子浓度升高后其本底表达的荧
光强度会增强,因为神经元内钙离子浓度增高意味着神经元正在放电,产生
动作电位,所以可以用神经元荧光强度的变化来指示神经元的活动。利用
双光子显微镜检测小鼠视觉皮层神经元在小鼠看不同方向(12 个方向,间
隔 30°)移动光栅时的响应,来分析克隆神经元和周围对照神经元的朝向选
择性(图 3.4)。

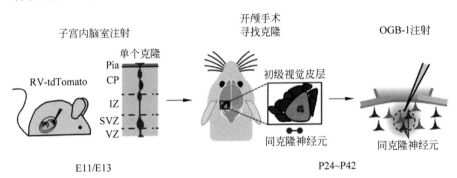

图 3.3　克隆标记及颅窗手术实验流程

在 CD1 小鼠怀孕 11 d 或 13 d 时,向小鼠胚胎脑室内注射带有 tdTomato 标记的逆转录病毒,来
分别稀疏标记正在进行对称分裂和不对称分裂的 RGPs 及其子代细胞(克隆)。小鼠出生后 24~
42 d,对小鼠初级视觉皮层进行颅窗手术,在荧光体视镜下找到胚胎时期标记的克隆,并在克隆
附近注射 OGB-1 来指示神经元内钙离子浓度变化,从而反映神经元活动。

　　使用轻微麻醉的小鼠进行功能成像,目的是减少成像时因小鼠活动而
引起的成像画面大幅度位移。视觉刺激经由视网膜经丘脑传递到初级视觉
皮层,属于一种被动接收且比较强的刺激,轻微的麻醉不会过多影响小鼠初
级视觉皮层神经元对特定朝向信息的响应。在小鼠初级视觉皮层上检测到

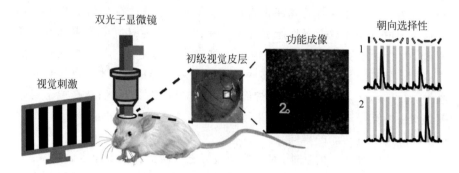

图 3.4　小鼠视觉皮层功能成像

给予小鼠对侧眼不同方向移动光栅的视觉刺激,利用双光子显微镜检测对侧视觉皮层神经元
的响应情况,通过后续数据分析,提取神经元活动的荧光强度变化。

约 44% 的神经元有对不同方向移动光栅的响应,这与之前领域内其他研究工作报道的比例类似(Ko et al.,2011;Ohki et al.,2005)。神经元的响应存在不稳定性,也就是神经元不一定在每次其偏好朝向出现时都能产生可被检测到的响应,因此我们通过 4～12 轮的重复视觉刺激实验来确保神经元功能分析的可靠性。

3.2.1　E13 标记的克隆相关神经元有相似的朝向选择性

首先,通过上述方法在 E13 标记的克隆[图 3.5(a),神经元 1～2]附近注射 OGB-1 来检测 E13 标记克隆内神经元的朝向选择性。在给予小鼠 4～12 轮视觉刺激的同时在有克隆神经元分布的平面分别进行双光子钙成像。根据成像平面内神经元对特定朝向光栅的响应绘制小鼠视觉皮层的朝向图谱:神经元的颜色代表其有最大响应的朝向;颜色的饱和度与神经元对其偏好朝向的响应特异性成正比;颜色的亮度正比于该神经元在其响应最大的朝向出现时的荧光强度变化量(ΔF)[图 3.5(b)]。从这个朝向选择图谱中我们可以发现,小鼠视觉皮层部分神经元表现出特异的朝向选择性,并且其功能排列确实是分散型模式的:有相同朝向选择性的神经元近似随机地排列在皮层中,即使两个靠得很近的神经元也会对不同的朝向有响应。计算神经元在视觉刺激期间荧光强度的变化量和其在间隔期本底的荧光强度的比值,即 $\Delta F/F$ 来定量化神经元的响应情况。当观察被标记的克隆神经元的朝向选择性时,发现 E13 标记的姐妹神经元(1～2)都在水平方向(90°,对应图谱中黄色表示)光栅出现时有最大响应,有非常相似的朝向选择性。而在其周围相似距离内随机选择的两个没有被标记的神经元(3~4)的朝向选择性则没有特定的规律[图 3.5(c)]。

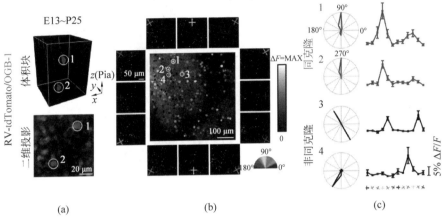

图 3.5　E13 标记的姐妹神经元及周围神经元的朝向选择性(见文前彩图)

(a) E13 标记克隆的三维视图(上)和二维投影图(下)。神经元(1~2)为胚胎期用逆转录病毒标记的姐妹神经元。x、y、z 轴的长度代表 $10\ \mu m$,其方向表示克隆的空间方向,z 轴垂直于皮层表面并指向软脑膜方向。(b) 位于中心的是 1~2 号姐妹神经元所在平面朝向图谱的投影图。外圈的小图代表各个方向光栅(箭头所指)出现时神经元的响应情况,其灰度代表 ΔF 值。(c) 图 (b) 中标注的同克隆姐妹神经元(1~2)以及对照神经元(3~4)的朝向选择性。左侧为极坐标图,其最外圈标准化为该神经元最大的 $\Delta F/F$ 值。右侧为神经元在不同朝向光栅出现时标准化的荧光强度变化($\Delta F/F$)图。方形的点代表神经元对该朝向响应的平均值,误差线表示均值标准差。视觉刺激的方向在最下排显示。标尺代表 $5\%\ \Delta F/F$。

3.2.2　E11 标记的克隆相关神经元有不一致的朝向选择性

用同样的方法检测 E11 标记克隆内神经元的朝向选择性。E11 时标记的 RGPs 大部分还在进行对称分裂,因此其克隆内部既包含姐妹神经元又包含表姐妹神经元,所以可以看到 E11 克隆内神经元的数量明显多于 E13 标记的克隆[图 3.6(a)]。在其中选择 4 个有朝向选择性的神经元(1~4),并绘制其所在平面的朝向选择图谱[图 3.6(b)]。接下来观察 E11 克隆内神经元的朝向选择性,发现部分神经元有相似的朝向选择性(如 3 和 4),而也有神经元展现出不同的朝向选择性(如 2)。周围的对照神经元(5~8)的朝向选择性无明显规律[图 3.6(c)]。

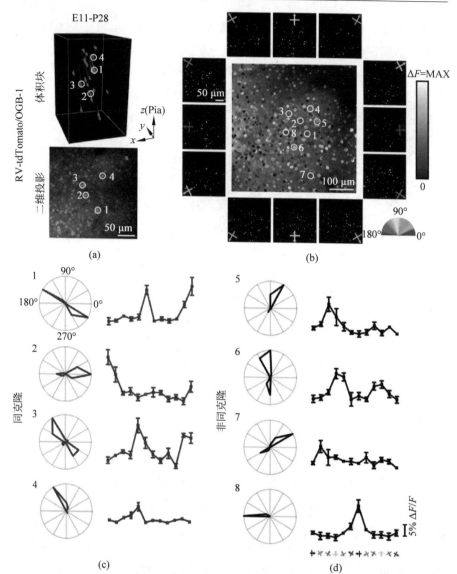

图 3.6 E11 标记克隆内的姐妹和表姐妹神经元及周围神经元的朝向选择性

（a）E11 标记克隆的三维视图（上）和涵盖 1～4 号神经元所在平面的二维投影图（下）。神经元 1～4 为胚胎期用逆转录病毒标记的同克隆神经元。x、y、z 轴的长度表示 100 μm，其方向表示克隆的空间方向。（b）中心图是 1～4 号神经元所在平面朝向选择图谱的投影图。外圈的小图代表不同方向光栅（箭头所指）出现时神经元的响应情况，其灰度代表 ΔF 值。（c）图（b）中标注的同克隆神经元（1～4）和对照神经元（5～8）的朝向选择性。方形的点代表神经元对该朝向响应的平均值，误差线表示均值标准差。视觉刺激的方向在最下排显示。标尺代表 5% $\Delta F/F$。

3.2.3　不同亲缘关系神经元存在功能组成差异

为了定量比较不同发育时期标记的克隆以及周围非同克隆神经元的功能相似性,我们引入了圆方差(circular variance)和神经元偏好朝向差值(orientation preference difference,$\Delta\theta$)两个参数。圆方差反映了数据的离散程度,其数值越接近 1 说明数据越离散,越接近 0 说明数据分布越集中。这里用神经元对所有朝向响应的向量平均来定义其响应最大的朝向,即偏好朝向(preferred orientation),并计算同克隆神经元以及周围对照神经元偏好朝向的圆方差,发现 E13 标记的克隆的圆方差显著小于周围非谱系相关的对照组,并且 E11 标记的克隆的圆方差显著高于 E13 标记的克隆[图3.7(a)],说明 E13 标记的仅由姐妹神经元组成的克隆比 E11 标记的由姐妹和表姐妹神经元混合组成的克隆有更相似的朝向选择性。

为了进一步解析克隆的功能相似程度,计算了神经元偏好朝向的差值,并以每个独立实验做平均。$\Delta\theta$ 的数值位于 $0°\sim90°$,其数值越小意味着神经元的朝向选择性越接近。我们发现无论是 E13 还是 E11 标记的克隆,其内部的朝向选择性都较对照组更为一致。此外,E13 标记的克隆内神经元有更为一致的偏好朝向[图 3.7(b)]。超过 60% 的 E13 标记的神经元偏好朝向差异在 $0°\sim30°$,而偏好朝向差异较大($60°\sim90°$)的神经元只有 10.5%。相比之下,E11 标记的克隆内神经元的朝向选择性的差值在 $0°\sim30°$范围内的只有 42.9%,24.1% 的神经元偏好更不同(接近垂直)的朝向($60°\sim90°$)。对照组的神经元没有明显的朝向选择的差异性,表现为在 3组差值范围内的神经元对数都较为平均[图 3.7(c)]。

综上所述,研究发现 E13 标记的姐妹神经元克隆比起 E11 标记的姐妹神经元和表姐妹神经元混合克隆有更相似的朝向选择性。并且这两类克隆内部的功能相似性都高于非谱系相关神经元。这些结果表明,大脑新皮层中姐妹神经元和表姐妹神经元的功能组成是不一致的,表姐妹神经元的功能组成似乎更不相似,这一点将会在后续研究中进一步验证。

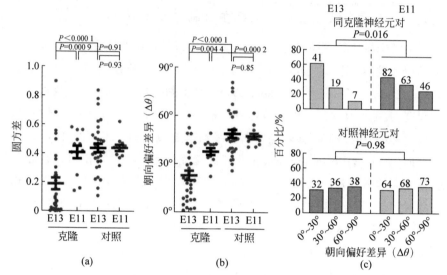

图 3.7 不同亲缘关系神经元间的功能差异

（a）E13 和 E11 标记的克隆内神经元以及周围对照神经元朝向选择的圆方差。每个点代表一个克隆，线代表均值±均值标准误差（E13 克隆，32 个克隆来自 28 只动物；E11 克隆，12 个克隆来自 12 只动物；E13 对照组，32 个克隆来自 28 只动物；E11 对照组，12 个克隆来自 12 只动物；用 Two-sided Mann-Whitney U 检测做显著性检验）。（b）E13 和 E11 标记的克隆内神经元以及周围对照神经元偏好朝向的差值。每个点代表一个克隆，线代表均值±均值标准误差（E13 克隆，67 对神经元来自 32 个克隆，28 只动物；E11 克隆，191 对神经元来自 12 个克隆，12 只动物；E13 对照组，116 对神经元来自 28 只动物；E11 对照组，494 对神经元来自 12 只动物；用 Two-sided Mann-Whitney U 检测做显著性检验）。（c）E13 和 E11 克隆神经元（上）以及相应的对照神经元（下）的朝向选择性差异的分布直方图。柱状图上方的数字代表在此区间的神经元对数。使用卡方检验做显著性分析。

3.3 神经元的朝向选择相似性与距离无关

为了定量描述神经元的功能排布，我们测量了神经元之间的物理距离并计算其偏好朝向的差值。研究发现在成像的距离范围内二者无明显的相关性［图 3.8(a)］，说明即使邻近的神经元也会展现出不同的功能特性，意味着小鼠视觉皮层中不存在明显的局部功能柱，符合之前报道的分散型模式功能图谱。上述我们观察到的克隆相关神经元的朝向选择性比周围非克隆相关神经元更一致，并不是由于同克隆神经元距离更近。尽管如此，我们仍然选择无明显距离差异的未被标记神经元作为对照,并且 E13 和 E11 标记的克隆内神经元的距离也无明显差异[图 3.8(b)]。

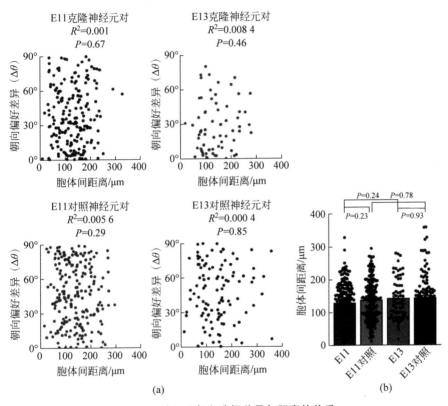

图 3.8　神经元朝向选择差异与距离的关系

(a) 统计分析 E11 和 E13 标记的克隆和对照组神经元胞体间的距离与其偏好朝向差异的关系(E11 克隆,$n=191$;E13 克隆,$n=67$;E11 对照组,$n=205$;E13 对照组,$n=106$);(b) 统计分析有朝向选择性的 E11、E13 克隆内神经元以及对照组神经元胞体间的距离。柱状图和线代表均值+均值标准误差(E11 克隆,$n=191$,来自 12 个克隆,12 只动物;E11 对照组,$n=205$,来自 12 只动物;E13 克隆,$n=67$,来自 32 个克隆,28 只动物;E13 对照组,$n=106$,来自 28 只动物;用 Two-sided Mann-Whitney U 检验做显著性检验)。

3.4　小结和讨论

本章的研究发现,E13 标记的克隆内神经元有非常相似的朝向选择性,而 E11 标记的克隆内神经元虽然与非谱系相关神经元比有更相似的朝向选择性,但其相似程度不及 E13 标记的克隆。由于 E13 标记的克隆全部由姐妹神经元组成,而 E11 标记的克隆由姐妹神经元和表姐妹神经元共同组成,这也就提示了大脑新皮层中不同亲缘关系的神经元存在不同的功能组成。

实际上,先前的两项研究暗示了本章的研究结论,但由于先前两项研究中克隆标记时间以及功能成像时间都存在差异,得到的结果没法严格地直接进行比较。Li 等(2012)用逆转录病毒标记小鼠 E15～E17 的克隆,并通过双光子钙成像检测同谱系神经元与附近非同谱系神经元的朝向选择性,研究发现同谱系来源的姐妹神经元有更为相似的朝向选择性。同期发表的另一项研究中,Ohtsuki 等(2012)使用了不同的克隆标记策略:TFC.09 转基因小鼠与携带红色荧光蛋白的报告小鼠交配,来标记早期的皮层克隆。从克隆内神经元数量(670～800 个神经元/克隆)看,标记的可能是 E9～E10 的克隆。他们同样利用双光子钙成像来检测位于小鼠视觉皮层神经元的朝向选择性,并发现同克隆神经元有较为相似的选择性(Ohtsuki et al.,2012),但克隆内部的功能差异性比前一项研究大。这两项研究结果也反映了不同时期标记的克隆内部神经元功能相似性的差异:早期标记的姐妹神经元和表姐妹神经元混合组成的大克隆(Ohtsuki et al.,2012)比后期标记的只由姐妹神经元组成的小克隆(Li et al.,2012)的功能相似性低,这与我们在 E11 和 E13 标记的克隆中得到的结论一致。除标记克隆的方式不同外,两项研究做钙成像时的小鼠年龄也有差异,前项研究使用的是刚睁眼不久的小鼠(P12～P17),而后项研究使用的是成年小鼠(P49～P62)。所以两项研究观测到的同谱系神经元功能相似性差异的另一个原因可能是:早期谱系相关神经元突触连接介导的功能相似性会在小鼠有视觉经验后进行重塑。在小鼠睁眼后,如果神经元对不同的朝向响应,根据 Hebbian 突触可塑性理论,其之间的连接会被削弱,另一些对相同朝向响应的神经元连接会得到加强(Hebb D O,2002;Smith et al.,2012)。而在我们的研究工作中,根据 RGPs 的分裂模式,选择 E11 和 E13 两个时间点分别标记对称分裂和不对称分裂的克隆,并在小鼠有一定视觉经验时(P24～P42)进行功能成像,使得到的研究结果可以直接进行比较。

我们没有发现神经元间的距离会影响神经元的朝向选择性,也就是说我们观测到的克隆内神经元有相似的朝向选择性并不是因为它们距离较近。并且我们也严格控制了对照组神经元间的距离,使其与克隆内神经元距离相当,进一步排除距离因素对实验结果造成的影响。

　　综上所述,本章主要讨论了不同谱系来源的神经元的功能组装差异,在接下来的章节中,会进一步解析不同亲缘关系神经元对皮层神经功能图谱的贡献。神经元执行功能的相似性反映了神经元之间的功能连接,下面也将从突触连接方面进一步剖析皮层内神经元的连接模式。

第 4 章　亲缘关系以及空间排布方式影响神经元的突触连接

研究者在小鼠视觉皮层发现,执行相同功能的神经元更倾向于形成突触连接(Cossell et al. ,2015;Ko et al. ,2011,2013)。那么第 3 章中讨论的姐妹神经元有相似的朝向选择性,而由姐妹、表姐妹神经元共同组成的对称分裂克隆中,朝向选择的相似性就会降低,是否也暗示了不同亲缘关系神经元之间形成突触连接的概率是不同的。为了进一步明确不同亲缘关系神经元对局部环路形成以及功能图谱组成的贡献,本章将克隆内神经元按照亲缘关系划分为姐妹神经元以及表姐妹神经元,并系统探究不同亲缘关系以及在皮层中不同排列方式的神经元之间的连接[①]。

4.1　发育起源决定了神经元之间的突触连接

哺乳动物大脑复杂且精确的信息处理能力很大程度上源自由突触连接构成神经网络的计算能力,谱系依赖的神经环路组装在其中起到了重要作用。然而由于多通道电生理记录的技术挑战以及皮层兴奋性神经元之间相对稀疏的突触连接,目前系统性探索皮层兴奋性神经元之间的突触连接模式的研究较少。我们在实验室以往的研究基础上进一步探讨不同亲缘关系神经元之间的突触连接特性,并结合前文功能实验,进一步解析谱系依赖的大脑新皮层兴奋性神经环路形成与功能组装的模式。

为了确定不同时期标记的克隆内神经元的亲缘关系,实验中引入了双标记嵌合分析(mosaic analysis with double markers, MADM)标记方法。MADM 标记是一种极为有利的克隆分析手段,可以在特定的时期以及大脑区域进行标记,以单细胞分辨率来观测神经干细胞的分裂模式以及子代数量(Gao et al. ,2014;Llorca et al. ,2019;Zong et al. ,2005)。

---

① 特此指出,本章所有的电生理记录由张鑫军完成。

4.1.1　MADM 标记方法

MADM 利用 Cre-loxP 介导的染色体有丝分裂重组来实现特定细胞类型的标记。简单来说，MADM 标记方法是通过将增强绿色荧光蛋白 (enhanced green fluorescent protein, EGFP) 和红色荧光蛋白 (tdTomato, tdT) 的 N 端和 C 端分开，中间插入单个 loxP 位点。在没有发生重组的情况下，这两段嵌合基因不会产生有功能的蛋白。在分裂的细胞进行 DNA 复制后 (有丝分裂 G2 期)，引入的 Cre 重组酶可以介导染色体间 loxP 位点重组，从而使 EGFP 和 tdTomato 恢复功能性表达。在接下来的有丝分裂过程中，存在两种类型的染色体分离模式: X 分离 (两条重组姐妹染色单体分离到两个子代细胞中)，产生一个红色荧光细胞和一个绿色荧光细胞; Z 分离 (两条重组姐妹染色单体分离到同一个子代细胞中)，产生一个类似于亲本的无荧光标记细胞和一个既表达绿色荧光又表达红色荧光的子代细胞，也就是黄色荧光细胞。染色体间的重组也可能发生在有丝分裂后 (G0 期) 或细胞分裂周期的 G1 期，在这两种情况下，绿色荧光和红色荧光共同表达产生一个黄色荧光的细胞 (图 4.1)。因为染色单体 X 分离后得到的红绿荧光克隆是一个完整的克隆，且可以提示我们诱导时被标记的 RGPs 的分裂模式 (对称分裂或不对称分裂) 和克隆大小 (完整的子代细胞数量)，所以后续都主要关注红绿克隆。

为了在不同发育时期标记皮层兴奋性神经元克隆，我们将 *Emx*1-*CreER^{T2}* 引入 *MADM-11* 系统中，在他莫昔芬 (TM) 的作用下，Cre 重组酶在 *Emx*1 启动子的驱动下选择性地在背侧端脑的 RGPs 中表达。在 E10、E11、E12 和 E13 时，向小鼠腹腔注射低浓度 TM，分别稀疏标记正在进行对称分裂和不对称分裂的 RGPs 及其子代细胞。正如预期，可以观测到空间上径向排布的兴奋性神经元克隆，由典型的红色、绿色荧光标记的兴奋性神经元以及胶质细胞组成 [图 4.2(a) 中的箭头和五角星，以及图 4.2(b) 中的实心点和五角星]。可以观察到，随着诱导时间的后移，使用 MADM 方法标记的克隆展现出从对称分裂向不对称分裂过度的形式，且标记到的 RGPs 产生的子代数量也逐步递减，反映了在整个小鼠新皮层发育进程中，RGPs 的分裂模式由对称分裂向不对称分裂转变，且其分裂潜能逐渐降低。

4.1.2　E11 与 E13 标记的兴奋性神经元克隆的突触连接

为了检测神经元之间的突触连接，我们采用四通道全细胞记录

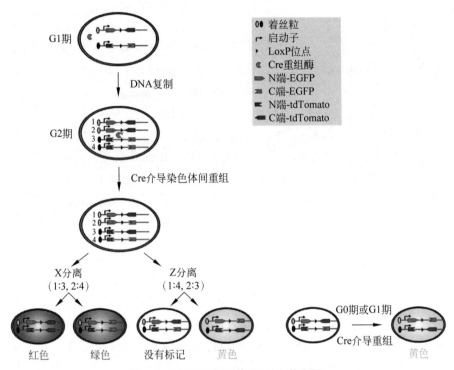

图 4.1   MADM 标记策略（见文前彩图）

MADM 标记是将两个互相嵌合的标记基因（EGFP 和 tdTomato）敲入同源染色体的同一位点。在分裂的细胞中由 Cre 重组酶介导细胞周期 G2 期染色体间的重组，使得在一对染色体上生成有功能的 EGFP 和 tdTomato。染色单体的 X 分离产生红色荧光和绿色荧光细胞。染色单体的 Z 分离模式产生一个无标记的细胞和一个红绿双标记（黄色）的细胞。在 G0 期或有丝分裂 G1 期也可能发生染色体间的重组，得到一个双标记的黄色细胞。

（quadruple whole-cell recordings）手段，分析不同发育时期标记的 G2-X 克隆内红色、绿色兴奋性神经元之间以及与周围没有标记的、非克隆神经元之间的突触连接概率。在小鼠 P14～P40 期间进行电生理记录，在这个时间段，皮层中主要的兴奋性神经元连接基本形成（Jiang et al.，2015；Lefort et al.，2009；Yu et al.，2009）。通过逐次向一个细胞中注入短暂的超阈值去极化电流来激发突触前神经元的动作电位（action potentials，APs），同时监测其他被记录的神经元的突触后反应来判断神经元之间是否存在突触连接。如果两个神经元之间存在突触连接，一个神经元产生的动作电位会稳定地激发其突触后神经元的活动。在这个例子中，使用四通道记录了两个 E11 标记的红色荧光细胞（1～2）以及两个绿色荧光细胞（3～4）的神经活

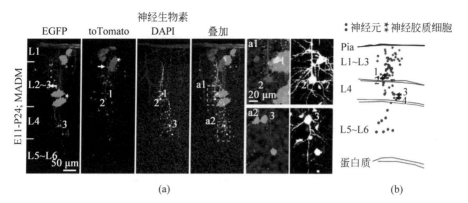

图 4.2　四通道电生理记录 E11 标记的克隆相关神经元的突触连接

（a）四通道电生理记录的一个典型的 E11 克隆。通过 MADM 标记方法，在 E11 标记的一个对称分裂克隆，在 P24 进行电生理记录。同时记录了克隆中两个表达 tdTomato 的神经元（1～2）和两个表达 EGFP 的神经元（3～4）。所记录神经元（a1,a2 虚线框中）的放大图在右侧展示。箭头表示典型的兴奋性神经元，五角星表示被标记的星形胶质细胞，L 代表层。（b）图为（a）图克隆的三维重建图，实心点代表神经元，五角星代表胶质细胞，线代表软脑膜和各个层的分界线。

动。我们发现神经元 4 产生的动作电位可以在 5 ms 内稳定地激发神经元 3 的突触后反应[图 4.3(a)中黑色的箭头以及阴影表示的表格]，说明在同克隆神经元 4 和 3 之间存在化学突触连接。在记录的这四个神经元之间，没有发现额外的突触连接。电生理记录结束后，在记录的细胞中注入 Neurobiotin，以便对记录的神经元形态进行重构[图 4.3(b)]。

在另一个例子中，同样使用四通道电生理记录 E13 标记的同克隆神经元，三个绿色荧光神经元（1～3）以及一个红色荧光神经元（4）（图 4.4）。如图 4.4 所示，这是一个 MADM 标记的典型的不对称分裂克隆，RGP 第一轮分裂产生一个带有红色荧光的神经元以及一个绿色荧光标记的 RGP，随后这个绿色荧光标记的 RGP 再进行不对称分裂产生三个带有绿色荧光标记的神经元。根据皮层神经元由内向外的迁移模式，最先产生的红色荧光神经元排列在最靠近脑室的位置，而接下来产生的绿色神经元依次排列在浅层。由于克隆内神经元数量较少，且符合典型的不对称克隆的组成与排列方式，所以可以判断这四个神经元都互为姐妹神经元。在电生理的记录中，我们发现在此姐妹神经元克隆中，神经元 3 产生的动作电位可以稳定地激发神经元 2 的突触后反应（图 4.5 中黑色的箭头以及带阴影的表格），说明在同克隆神经元 3 和 2 之间存在单方向的突触连接。在此克隆其余的神经元组合中，均没有检测到突触连接。

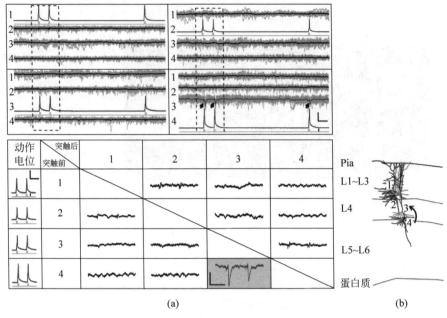

(a)   (b)

图 4.3   电生理记录 E11 标记的 4 个克隆相关神经元

（a）电生理实验中，在记录的四个神经元中的一个注入电流，引发其产生动作电位，检测其余三个神经元对应的电流变化，来判断神经元之间是否存在突触连接。标尺：100 mV（动作电位），20 pA（突触后响应），2000 pA（注入电流）以及 50 ms。下方的图是突触后神经元对突触前神经元经注入电流激发的动作电位平均响应的放大图。带阴影的格子代表同克隆神经元 4 和 3 之间存在稳定的突触后响应。标尺：100 mV 和 50 ms（动作电位），2000 pA（注入电流），以及 10 pA（突触后响应）。（b）四个记录的同克隆神经元的形态重构图。

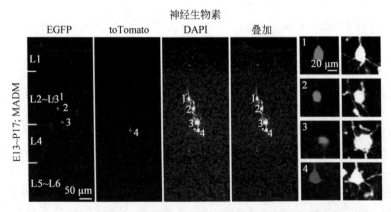

图 4.4   四通道电生理记录 E13 标记的克隆相关神经元的突触连接

四通道电生理记录的一个代表性的 E13 克隆。通过 MADM 标记方法，在 E13 标记一个不对称分裂克隆，在 P17 进行电生理记录。同时记录了克隆中一个表达 tdTomato 的神经元 4 和三个表达 EGFP 的神经元 1～3。所记录的四个神经元（1～4）的放大图在右侧展示。L 代表层。

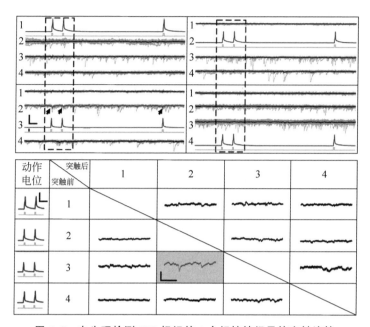

图 4.5　电生理检测 E13 标记的 4 个姐妹神经元的突触连接

在电生理实验中,在四个神经元中的一个注入电流,引发其产生动作电位,检测其余三个神经元对应的电流变化,来判断神经元之间是否存在突触连接。标尺:100 mV(动作电位),20 pA(突触后响应),2000 pA(注入电流)以及 40 ms。下方的图是突触后神经元对突触前神经元经注入电流激发的动作电位平均响应的放大图。橙色填充的格子代表同克隆神经元 3 和 2 之间存在稳定的突触后响应。标尺:40 mV 和 40 ms(动作电位),2000 pA(注入电流),以及 10 pA(突触后响应)和 40 ms。

4.1.3　发育起源影响神经元突触连接

我们共统计分析了 365 对 E11 标记的克隆相关神经元(也就是绿色或红色荧光标记的神经元),其中约 11.8%(43/365)存在突触联系。相比之下,在记录的 E12 对 E13 标记的克隆相关神经元中,有约 26.8%(30/112)存在突触连接。E13 标记的同克隆兴奋性神经元之间的连接概率远高于 E11 标记的同克隆兴奋性神经元。为了比较谱系相关神经元与非同谱系神经元之间形成突触连接的差异,我们在记录的克隆神经元附近(几乎紧挨着)随机选一个未被标记的兴奋性神经元作为距离相当的对照。可以注意到,在相应的距离范围内记录的非克隆相关神经元之间的突触连接概率在 E11 和 E13 无显著性差异(E11 对照约 7.4%,4/54;E13 对照约 8.9%,9/101)(图 4.6)。已知 RGPs 在 E11 和 E13 时主要进行对称分裂和不对称分裂,上述结果意味着 RGPs 对称分裂产生的同克隆神经元(姐妹神经元与表姐妹神经元混合克隆)比起 RGPs 经由不对称分裂产生的神经元(只有姐妹神经元)更不容易形成突触连接。

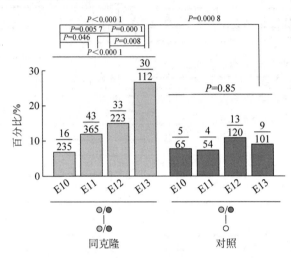

图 4.6　谱系相关神经元突触连接的概率随着标记时间的变化

不同胚胎时期标记的同克隆神经元以及未标记的非同克隆神经元之间的化学突触联系概率汇总。左侧一组代表同克隆神经元,右侧一组代表同距离的非同克隆神经元对照。柱状图上的数字代表从记录的神经元中检测出有连接的神经元对数。使用卡方检验做显著性分析。

　　为了进一步验证这一结论,我们用同样的方法检测了 E10 和 E12 标记的克隆神经元间的突触连接,发现约 6.8%(16/235)和约 14.8%(33/223)的同克隆神经元之间存在突触连接。值得注意的是,E10 标记的经过多轮对称分裂得到的同克隆相关神经元之间的突触连接概率与非同克隆神经元之间(7.7%,5/65)相当。说明同克隆内姐妹神经元和表姐妹神经元的比例,影响了克隆内部神经元之间的连接概率,进一步说明不同亲缘关系神经元之间形成突触连接的概率是不同的。随着皮层发育的进行,RGPs 逐步由对称分裂向不对称分裂转变,单个 RGP 产生的子代神经元数目逐渐减少,克隆内部姐妹神经元和表姐妹神经元的比例逐步升高,同克隆神经元之间的连接概率逐步增加,相比之下非同克隆神经元之间的连接概率则没有显著变化。有意思的是,随着标记时间的推移,同克隆神经元之间突触连接的增加与其朝向选择相似性的增加是高度一致的。

　　神经元之间的距离影响了神经元间形成突触连接的概率,距离越近的神经元越可能形成突触连接(Lefort et al.,2009;Seeman et al.,2018),于

是我们统计了电生理记录的同克隆神经元以及对照神经元间神经元胞体的
距离,发现不同胚胎期标记的同克隆神经元的距离均长于未被标记的非同
克隆神经元[图 4.7(a)],这是由于对照组中记录了一些紧邻着被标记神经
元的神经元对。由于早期(E10~E11)标记的克隆内部神经元数量较多,被
标记的神经元密度较大,因此早期标记的克隆神经元距离略短于后期
(E12~E13)标记的克隆。

我们用突触后神经元响应的平均幅度指示突触连接的强度,统计后发
现突触连接的强度在不同胚胎期标记的同克隆神经元以及对照非同克隆神
经元之间都大致相似[图 4.7(b)],说明同克隆神经元与非同克隆神经元在
连接强度上没有明显差别。

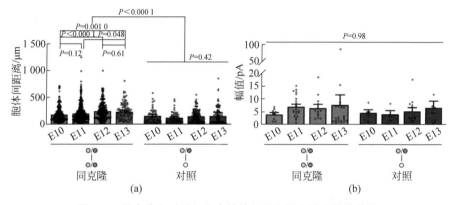

图 4.7 同克隆和对照组兴奋性神经元之间突触连接的特性

(a) 电生理记录的在不同胚胎期标记的同克隆神经元以及非同克隆神经元的胞体距离。左侧一
组代表同克隆神经元,右侧一组代表同距离的非同克隆神经元对照。每个点代表一对电生理记
录的神经元,数据以均值+均值标准误差形式展示(同克隆神经元对:E10,$n=235$;E11,$n=$
365;E12,$n=223$;E13,$n=111$;对照神经元对:E10,$n=47$;E11,$n=54$;E12,$n=120$;E13,
$n=101$。使用 Unpaired t-test 和 Ordinary one-way ANOVA 做显著性检验)。(b) 有突触连接
的同克隆神经元以及附近非同克隆神经元对照的化学突触强度汇总。左侧一组代表同克隆神经
元,右侧一组代表同距离的非同克隆神经元对照。每个点代表一对电生理记录到有联系的神经
元,数据以均值+均值标准误差形式展示(同克隆神经元对:E10,$n=16$;E11,$n=43$;E12,$n=$
33;E13,$n=30$;对照神经元对:E10,$n=5$;E11,$n=4$;E12,$n=13$;E13,$n=9$。使用 Unpaired
t-test 和 Ordinary one-way ANOVA 做显著性分析)。

4.2 姐妹而不是表姐妹神经元之间优先形成突触连接

我们发现不同胚胎期标记的同克隆神经元之间形成化学突触的概率不
同。从 E10~E13,同克隆神经元之间的突触联系增加,而对照组神经元无

明显变化。已知从 E10～E13 标记的克隆,克隆内姐妹神经元与表姐妹神经元的比例增加,所以是否姐妹神经元与表姐妹神经元之间形成突触连接的概率不同造成了这一差异? 也就是,神经元之间精确的亲缘关系影响神经元之间的连接。

4.2.1 MADM 标记的克隆内神经元的亲缘关系

为了探究不同亲缘关系神经元之间的突触连接概率,首先需要区分出克隆内神经元的亲缘关系。我们利用 MADM 标记的克隆内神经元的颜色和数目来区分神经元的亲缘关系。具体来说,在不对称分裂的克隆内,克隆内神经元的数量平均在 8～9 个,克隆内的神经元都来自不对称分裂的 RGPs,所以无论什么颜色标记的神经元都互为姐妹神经元。在进行了一轮对称分裂的克隆中,同颜色的神经元来自同一个进行不对称分裂的 RGP,互为姐妹关系;而不同颜色的神经元分别来自经由一次对称分裂产生的两个 RGPs,互为一级表姐妹关系。在两轮对称分裂的克隆中,相同颜色的神经元可能为姐妹神经元,也可能为一级表姐妹神经元;而不同颜色的神经元互为二级表姐妹。以此类推,在大于两轮的对称分裂克隆中,相同颜色的神经元由姐妹、一级和二级表姐妹神经元混合组成;不同颜色的神经元代表三级或更远亲缘关系的表姐妹神经元[图 4.8(a)]。

按照上述区分标准,将之前电生理记录的不同胚胎时期标记的克隆按照分裂模式进行统计。与 RGPs 分裂的进程一致,E10 标记的绝大部分克隆是多于两轮对称分裂的克隆,E11 标记的克隆大多数是进行 1～2 轮对称分裂的克隆,说明在 E10～E11,绝大部分 RGPs 还处于自我增殖状态。RGPs 的分裂模式在 E12 时逐渐发生转变,一部分 E12 标记的 RGPs 已经进入不对称分裂,同时也仍有 RGPs 还在进行最后一轮的对称分裂。E13 标记的 G2-X 克隆主要是不对称分裂的克隆,仅有少部分是 1 轮对称分裂的克隆[图 4.8(b)]。

4.2.2 亲缘关系决定神经元之间的突触连接

接下来,系统性地分析不同亲缘关系神经元之间形成突触连接的概率。有意思的是,我们发现约 22.3%(63/282)的姐妹神经元之间存在突触连接。相比之下,只有约 7.7%(30/391)的表姐妹神经元之间会形成突触连接。表姐妹神经元之间形成突触连接的概率甚至比非克隆相关神经元(约 8.7%;28/322)更低[图 4.9(a)]。并且一级、二级和更远亲缘关系的表姐

分裂模式	典型的克隆大小	代表性的G₂-X克隆组成	亲缘关系
不对称分裂	小于8~9		姐妹
1轮对称分裂	小于等于16		一级表姐妹 / 姐妹
1~2轮对称分裂	17~32		二级表姐妹 / 姐妹和一级表姐妹
多于2轮对称分裂	大于32		较远的表姐妹 / 姐妹、一级和二级表姐妹

(a)

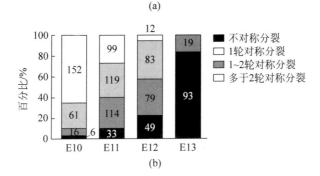

(b)

图 4.8　MADM 标记的皮层兴奋性神经元的亲缘关系

（a）根据被标记克隆内神经元数目和神经元颜色可以判断神经元的亲缘关系；（b）统计分析不同时期标记的克隆内神经元来自不对称分裂、1轮对称分裂、1~2 轮对称分裂和多于 2 轮对称分裂的 RGPs 的比例。

妹神经元之间的连接概率是相近的［图 4.9(b)］。E11 和 E12 标记的克隆中表姐妹神经元的突触连接概率基本一致［图 4.9(c)］，而从 E13 开始绝大多数 RGPs 已经进入了不对称分裂阶段，几乎标记不到由表姐妹神经元构成的克隆。

　　总体来说，这些结果表明姐妹神经元之间会优先形成突触连接，而表姐妹神经元之间不会优先形成化学突触联系。这种亲缘关系特异的神经元之间的突触连接可以解释随着标记时间推移,同克隆神经元之间的连接概率以及朝向选择相似度的变化。可以说,克隆内姐妹神经元的比例越高,其神经元之间的连接以及执行的生理功能相似性就越高。同时这也意味着,姐妹神经元而不是表姐妹神经元可以作为皮层中处理信息的一个基本单位,联合在一起执行功能。

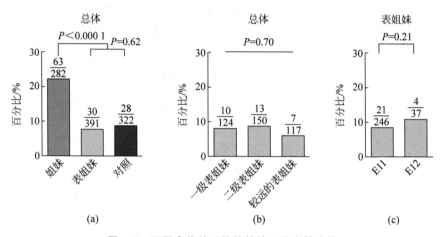

图 4.9 不同亲缘关系依赖的神经元突触连接

(a) 姐妹神经元、表姐妹神经元以及非克隆相关的对照神经元之间总体的突触连接概率;(b) 一级、二级和更远亲缘关系的表姐妹神经元之间的突触连接概率;(c) E11 和 E12 标记的克隆中表姐妹神经元间的突触连接概率。柱状图上的数字代表从记录的神经元中检测出有连接的神经元对数。使用卡方检验做显著性分析。

4.3 水平方向排列的表姐妹神经元拮抗突触形成

大脑新皮层不同层之间以及相同层内部的突触连接介导的皮层内的信息流动对皮层正常的功能运行是必不可少的(Douglas et al.,2004;Jiang et al.,2015;Ko et al.,2013;Lefort et al.,2009;Yoshimura et al.,2005)。例如垂直方向的信息流动(不同层之间)更多介导信息输入和从其他高级皮层传回来的反馈信息,而水平方向的信息流动(相同层)主要是局部神经元之间的循环连接,对信息进行整合和加工。在上述研究中,我们探讨了不同亲缘关系依赖的神经环路形成,然而这些谱系特异性的连接在空间上是普遍共同的还是存在空间位置特异性的,尚且未知。阐明依赖空间排布关系的神经元连接对了解谱系相关神经元连接的形成机制以及功能目的具有重要的意义。因此接下来，我们对不同空间排布方式的姐妹神经元以及表姐妹神经元之间的突触连接特性进行了系统性的分析。

　　我们评估了电生理记录的兴奋性神经元之间的突触连接概率与神经元胞体之间的垂直距离（垂直于脑膜的距离）、水平距离（平行于脑膜切线方向的距离）的关系。神经元之间垂直距离和水平距离的组合反映了神经元在皮层中是接近跨层的垂直排列还是同层的水平方向排列。有趣的是，我们发现姐妹和表姐妹兴奋性神经元展现出空间排布特异的突触连接模式。具体地，不同空间排列的姐妹神经元间都有较多的突触连接［图 4.10（a）］，说明不同空间排列方式的姐妹神经元之间都会优先形成突触连接。相对而言，水平距离较长而垂直距离较短（也就是水平排列）的表姐妹神经元之间却很少存在突触连接，并且在其他距离范围内，表姐妹神经元之间存在突触连接的概率都小于姐妹神经元［图 4.10（b）］，说明表姐妹神经元之间的突触连接概率普遍低于姐妹神经元，且水平排列的表姐妹神经元之间更不容易形成突触连接。不同空间排布的非克隆相关神经元中检测到的突触连接概率比较均衡，且都远小于姐妹神经元［图 4.10（c）］。

　　为了进一步研究与神经元空间排布关系相关的突触连接模式，我们测量了两个神经元胞体与软脑膜所在平面的夹角，在 $0°\sim30°$ 的定义为水平，在 $60°\sim90°$ 的定义为垂直［图 4.11（a）和图 4.11（b）上部］。可以观察到有约 20%（28/140）的垂直排列的姐妹神经元之间形成了突触，远高于垂直排列的非克隆相关的对照神经元（约 6.8%；10/147）。此外，垂直排列的表姐妹神经元之间形成突触的概率（约 7.8%；17/217）与垂直排列的非克隆相关的对照神经元相当［图 4.11（a）］。这些结果表明皮层中垂直排列的姐妹神经元而不是表姐妹神经元之间倾向形成突触连接。

　　另外，水平排列的姐妹神经元（约 28.6%；22/77）比起非克隆相关的对照神经元（约 13.5%；14/104）会更多地形成突触连接。然而，有趣的是，我们发现水平排列的表姐妹神经元之间形成突触的概率（约 2.4%；2/84）比非同克隆相关的对照神经元还要少［图 4.11（b）］。这些结果表明，水平排列的姐妹神经元之间更倾向于形成突触连接，而水平排列的表姐妹神经元之间存在排斥作用，从而阻止突触的形成。

　　与同克隆内表达 EGFP 和 tdTomato 的神经元在空间上混合分布一致，电生理记录的姐妹和表姐妹神经元之间的平均距离是相当的，且比非同克隆的对照神经元长［图 4.12（a）］。此外，垂直排列的或水平排列的姐妹

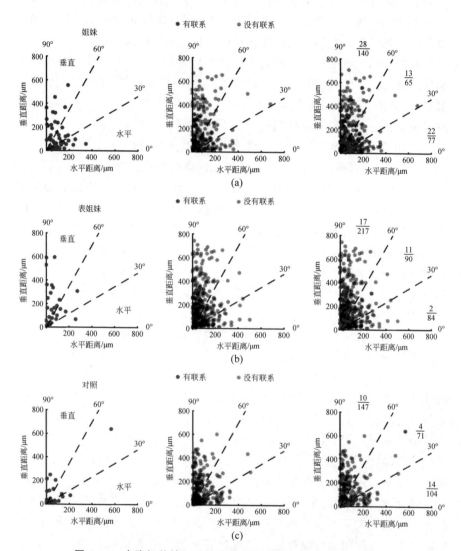

图 4.10　克隆相关神经元的突触连接受其空间排列方式的影响

电生理记录的姐妹神经元(a)、表姐妹神经元(b)和非克隆相关的对照神经元(c)之间的垂直和水平距离。深色的点表示有连接的神经元对,浅色的点代表无连接的神经元对。虚线将坐标系划分成 3 个部分(0°～30°,30°～60°和 60°～90°),表示每对神经元连线与软脑膜切线方向的空间夹角。夹角大于 60°的神经元对被定义为垂直排列,小于 30°的神经元对被定义为水平排列。

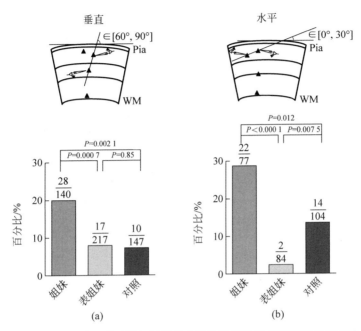

图 4.11　突触的形成受神经元间的亲缘关系以及空间排布方式的影响

上图为根据记录的神经元胞体之间的连线与软脑膜所在切线方向所夹锐角的角度定义的两个神经元的空间位置关系。垂直排列的(a)或水平排列的(b)姐妹神经元、表姐妹神经元以及非克隆相关的对照神经元之间形成突触连接的概率。柱状图上的数字代表从记录的神经元中检测出有连接的神经元对数。使用卡方检验做显著性分析。

神经元和表姐妹神经元之间的距离也大致相似[图 4.12(b),图 4.12(c)]。

　　存在突触连接的姐妹神经元、表姐妹神经元以及非克隆相关的对照神经元之间的连接强度是大致相当的[图 4.13(a)]。同样的,存在突触连接的垂直排列或水平排列的姐妹神经元和表姐妹神经元之间的突触连接强度也是相当的[图 4.13(b),图 4.13(c)],说明不同亲缘关系以及不同空间排列方式中神经元的突触连接强度没有明显差异。

　　由于电生理记录的小鼠年龄跨度较大(P14～P40),且这个阶段包含了神经元成熟的关键时期(P21 前后),所以我们想知道这种亲缘关系以及空间排布方式决定的神经元连接模式是在神经元之间刚形成突触连接的阶段就形成了,还是在经历关键期和神经元连接进一步重塑后形成的。为了回答这一问题,我们将电生理记录的数据按年龄阶段划分为 P14～P17 和大于 P21 分别进行统计。发现不同亲缘关系以及不同空间排列模式的神经

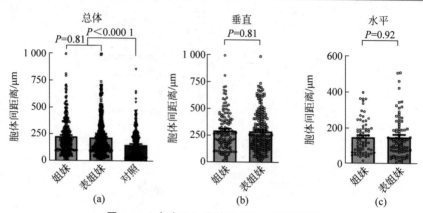

图 4.12　电生理记录的神经元之间的距离

（a）电生理记录的姐妹神经元、表姐妹神经元以及非克隆相关的对照神经元的神经元胞体间距离。数据以均值＋均值标准误差形式展示（姐妹神经元对，$n=283$；表姐妹神经元对，$n=391$；对照神经元对，$n=322$；使用 Ordinary one-way ANOVA 做显著性检验）。（b）和（c）为电生理记录的垂直（b）或水平（c）排列的姐妹神经元、表姐妹神经元胞体间的距离。数据以均值＋均值标准误差形式展示（垂直排列的姐妹神经元对，$n=140$；垂直排列的表姐妹神经元对，$n=217$；水平排列的姐妹神经元对，$n=77$；水平排列的表姐妹神经元对，$n=84$；使用 Unpaired t-test 做显著性检验）。

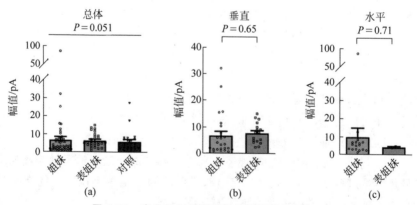

图 4.13　电生理记录的神经元之间的突触强度

（a）有突触连接的姐妹神经元、表姐妹神经元以及附近非克隆相关的对照神经元的突触强度。数据以均值＋均值标准误差形式展示（姐妹神经元对，$n=63$；表姐妹神经元对，$n=30$；对照神经元对，$n=28$；使用 Unpaired t-test 做显著性分析）。（b）和（c）为有突触联系的垂直或水平排列的姐妹神经元、表姐妹神经元的连接强度。数据以均值＋均值标准误差形式展示（垂直排列的姐妹神经元对，$n=28$；垂直排列的表姐妹神经元对，$n=17$；水平排列的姐妹神经元对，$n=22$；水平排列的表姐妹神经元对，$n=2$；使用 Unpaired t-test 做显著性检验）。

元之间的突触连接概率在 P14～P17 和大于 P21 时是基本一致的(图 4.14)，意味着在皮层神经元开始形成突触时，甚至在神经元还没有获得特定功能以前，亲缘关系以及空间排列模式就指导神经元产生特异的连接。

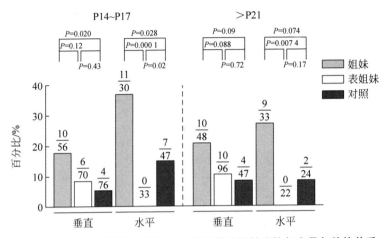

图 4.14　亲缘关系以及空间排布位置依赖的突触连接与小鼠年龄的关系

小鼠在 P14～P17 和大于 P21 年龄阶段，垂直排列或水平排列的姐妹神经元、表姐妹神经元以及对照神经元之间形成突触的概率。柱状图上的数字代表从记录的神经元中检测出有连接的神经元对数。使用卡方检验做显著性分析。

4.4　小结和讨论

本章主要讨论了皮层兴奋性神经元的亲缘关系以及空间排布模式对局部环路连接的影响。我们借助了分辨率非常高的 MADM 标记方法，确保可以在克隆内区分出神经元的亲缘关系(姐妹或是表姐妹)。我们使用四通道全细胞电生理记录不同胚胎时期标记的克隆相关神经元以及附近未被标记的非克隆相关神经元之间的连接概率。发现随着标记时间的推移(E10～E13)，同克隆神经元之间的连接概率逐渐升高，并且 E10～E13 标记的克隆内部姐妹神经元与表姐妹神经元的比例逐渐提升，从而可以推断出神经元之间的亲缘关系可能影响了神经元之间的突触连接。因此，分别统计姐妹神经元以及表姐妹神经元之间形成突触的概率，发现神经元更倾向于与其姐妹神经元，而不是表姐妹神经元形成突触连接。接下来，我们想知道皮层中不同排列方式(垂直或水平)的神经元之间形成突触连接的能力，发现姐妹神经元之间无论何种排列方式都会优先形成突触连接，垂直排列的表姐妹神经元不会优先形成突触,而水平排列的表姐妹神经元之间甚至会有排斥作用,更不容易形成突触。

值得注意的是,这里使用的 MADM 标记方法虽然与前文通过逆转录病毒标记的方法一样,都能稳定地标记正在分裂的 RGPs 及其子代细胞(也就是克隆),两种标记方法还是存在一些区别:MADM 标记方式可以标记整个克隆,而逆转录病毒标记方式只能标记克隆的一部分,因为逆转录病毒的基因组是随机整合到被感染的正在分裂的 RGPs 子代细胞中的一个。因此使用逆转录病毒的标记方法标记的克隆在时间上会比同期 MADM 标记的克隆晚一些。

近期,另一项研究使用 *Nestin-CreER* 与报告小鼠交配,在 E10 通过他莫昔芬诱导标记进行多轮对称分裂的 RGPs 及其子代细胞(Cadwell et al.,2020)。他们同样用电生理手段记录了不同空间排列模式神经元之间的连接概率,并发现在垂直方向(不同层)的克隆相关神经元倾向于形成突触,而在水平排列(相同层)的克隆相关神经元形成突触连接的概率与非同克隆神经元相当。他们在克隆水平上得出的结论与本研究结果大致相同,但由于他们使用的遗传工具精度有限,无法准确地知道克隆内神经元的亲缘关系,也就无法系统地分析不同亲缘关系、不同排列模式下神经元之间形成突触的情况。

在化学突触形成之前,电突触连接在早期指引着皮层中神经元集群的形成(Li et al.,2012;Yu et al.,2012;Yuste et al.,1992)。在目前的实验结果中,表姐妹神经元没有优先形成化学突触连接,尤其拮抗水平方向的化学突触形成。那么在早期,电突触占主导的阶段,表姐妹神经元之间的电突触连接是怎样的,目前还没有明确的定论,也是有待补充的研究。有研究报道电突触偶联影响了视觉皮层神经元形成的感受野,早期从丘脑传入的前馈输入在皮层中随机连接,但如果神经元之间有电突触连接,那么这些神经元更可能将携带同一信息的前馈输入稳定下来,而消除一些不相关的前馈连接。在电突触连接消失后,皮层内神经元会经过短暂的随机形成化学突触连接的阶段,随后,保留且加强执行相同功能神经元的化学突触连接(Ko et al.,2013)。也就是说,皮层中功能特异性的环路连接间接地受早期神经元的电突触连接调控。那么如果我们运用某种手段来广泛提高或消除皮层发育早期神经元之间的电突触连接,那么后期形成的皮层功能图谱应该也会有显著的变化。此外,新皮层兴奋性神经元的交流不仅仅局限于皮层内部,从丘脑接受的输入信息对皮层神经元的功能选择也至关重要,接下来,可以继续探索不同亲缘关系神经元接受丘脑信息输入的相似性,使这一系列研究更清晰、完整。

综上所述,本章对大脑新皮层内兴奋性神经元的连接模式进行了精细地解剖与分析,发现神经元的谱系关系以及空间位置排列在其中起到了决定性的作用。神经元的连接进一步反映了神经元的功能组成,接下来将就不同亲缘关系神经元执行的功能进行更深入地探讨。

第 5 章 亲缘关系决定神经元的功能组成

同谱系的神经元倾向于执行更相近的功能,表现在位于视觉皮层的谱系相关神经元有更为一致的朝向选择性。然而这种功能相似性在不同时期标记的克隆中存在差异(Li et al.,2012;Ohtsuki et al.,2012;Smith et al.,2012)。一种可能的原因是,不同胚胎时期标记的克隆内部神经元的亲缘关系组成不同,而不同亲缘关系指导着神经元不同的功能选择模式。

第 4 章主要探讨了亲缘关系以及空间排布方式决定的神经元突触连接,而兴奋性神经元之间的突触连接与神经元执行的功能有很强的相关性(Ko et al.,2011,2013;Lee W C A et al.,2016)。那么水平方向排列的表姐妹神经元拮抗突触形成是否导致了其执行功能的差异,并因此使得神经元功能图谱展现出局部异质性?

本章旨在系统性分析不同亲缘关系神经元的功能选择特性,根据其在空间上的位置关系更细致地描绘神经元的功能排布,并以实验得到的数据拟合小鼠初级视觉皮层神经元功能图谱,分析其中不同发育来源的神经元在调控皮层功能图谱中的作用。

5.1 神经元的功能选择受亲缘关系及空间排布方式影响

根据前述研究我们发现,E13 标记的由姐妹神经元组成的小克隆比 E11 标记的由姐妹和表姐妹神经元共同组成的混合克隆有更一致的朝向选择性,这暗示了姐妹神经元执行着相似的功能,可作为皮层的一个信息处理单元,相比之下,表姐妹神经元可能执行了不同的功能,从而增加了神经元功能的多样性,也提高了群体神经元编码的效率。

为了直接探索这一问题,我们继续使用 MADM 方法来标记克隆。通过在不同胚胎时期诱导来标记不同亲缘关系组合的克隆,根据标记克隆内神经元的数量以及神经元表达的荧光蛋白,可进一步明确克隆内神经元的亲缘关系,并解析不同亲缘关系神经元功能上的相似性和差异性。此外,神经元的空间排布方式影响了神经元之间的功能连接,尤其是水平方向排布的神经元功能连接是否直接反映了小鼠皮层功能图谱的排列方式? 接下来将给予解答。

5.1.1　姐妹神经元,而不是表姐妹神经元有更相近的朝向选择性

　　首先,用 MADM 标记方式分别标记 E13 和 E11 的克隆。如图 5.1 所示,E13 标记的克隆为 RGPs 经由不对称分裂产生的克隆,由一组红色神经元与胶质细胞组成,这些被标记的神经元都为姐妹神经元[图 5.1(a)左侧]。E11 标记的是一个对称分裂克隆,可以看到由一组红色神经元和一组绿色神经元加上绿色的胶质细胞共同组成的克隆,且红色和绿色神经元在皮层中分布的位置没有明显的深浅差异,印证了红色和绿色神经元分别来自两个独立进行不对称分裂的 RGPs,它们从亲缘关系上互为表姐妹神经元[图 5.1(b)左侧]。

　　为了探索不同亲缘关系神经元执行功能的差异,待小鼠有一定视觉经验后(睁眼后至少一周),在小鼠的初级视觉皮层进行颅窗手术,在荧光体视镜下找到 MADM 标记的克隆,在克隆附近注射 OGB-1。给予小鼠不同方向移动光栅视觉刺激的同时,用双光子钙成像检测不同亲缘关系神经元以及周围对照神经元的朝向选择性[图 5.1(a)和图 5.1(b)右侧]。由于 EGFP 信号与 OGB-1 信号在光谱上存在较大重叠,采取不同的激发波长与不同波段的收集滤镜来区分二者的信号[图 5.1(b)左侧]。

　　在 E13 诱导的克隆中,只保留神经元数目在 8 个左右,且是明显不对称分裂(一种颜色的神经元数量明显多于另一种颜色神经元的数量,且数量少的那种颜色的神经元位于更深层)的克隆。在 E11 诱导的克隆中,只保留两种颜色的神经元数目大致均等且共同分布在皮层各个层的 E11 克隆。此时 E13 标记的克隆内部神经元的亲缘关系都是姐妹,而 E11 标记的克隆内不同颜色的神经元互为表姐妹。由于 E11 标记的克隆不一定是只进行一轮对称分裂的克隆,也就是说 E11 克隆内同色神经元之间的亲缘关系可能为姐妹,也可能为表姐妹,所以我们并不计算 E11 克隆同色神经元的功能差异。

　　我们以克隆为单位,分析克隆内记录到的有朝向选择性的神经元的偏好朝向的圆方差,并和与克隆神经元相似范围、同等数量、未被标记的神经元

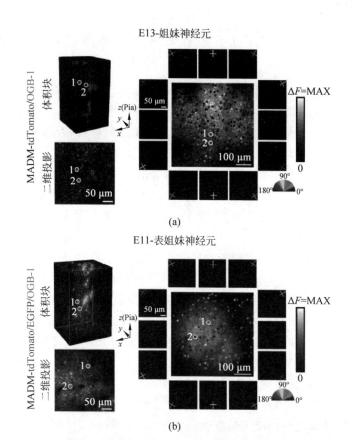

图 5.1　E13 和 E11 标记的克隆相关神经元的朝向选择性（见文前彩图）

（a）和（b）左侧图展示了典型的 E13 和 E11 用 MADM 方式标记的不对称分裂克隆和对称分裂克隆，以及附近 OGB-1（暗绿色）感染的细胞。上方为克隆的三维双光子成像图，下方为两个代表性的姐妹神经元（1～2，红色，a）和表姐妹神经元（1～2，绿色和红色，b）的二维投影图。x、y、z 轴的长度代表 $100~\mu\mathrm{m}$，方向代表克隆在皮层内的空间方向，z 轴垂直于皮层表面并指向软脑膜。右侧图表示该二维投射平面内神经元的朝向偏好图谱。白色圆圈指示姐妹神经元（a）和表姐妹神经元（b）。外圈图表示在不同方向移动光栅的视觉刺激下神经元的响应情况。ΔF 标尺指示神经元荧光强度变化的程度。

组成的对照组作比较。我们发现由姐妹神经元组成的克隆的圆方差显著低于其对照组,而由表姐妹神经元构成的克隆的圆方差与对照组无明显差异,说明姐妹神经元比非谱系相关神经元有更相似的朝向选择性,而表姐妹神经元则未展现出较一致的朝向偏好[图 5.2(a)]。进一步,统计分析姐妹神经元、表姐妹神经元以及周围与克隆神经元相当范围内未被标记的对照神经元之间的朝向选择差异性,并以每个独立实验(克隆)做平均。我们发现相比对照组,姐妹神经元间偏好朝向的差异更小,表明姐妹神经元有更相似的朝向选择性。而表姐妹神经元间的偏好朝向差值与对照组无明显差异,说明表姐妹神经元之间无明显的功能相似性[图 5.2(b),图 5.2(c)]。

5.1.2　水平排列的表姐妹神经元功能差异最大

接下来我们想知道空间排布方式对不同亲缘关系神经元功能执行的影响,我们将功能成像得到的数据按照神经元的空间位置关系细分为水平方向排列和垂直方向排列(分类标准与前文一致)。同样,我们统计了不同空间排布方式的姐妹神经元克隆、表姐妹神经元克隆以及附近未被标记的神经元偏好朝向的圆方差和差异值,发现与对照组相比,垂直排列和水平排列的姐妹神经元都有更为相似的朝向选择性,说明姐妹神经元无论以何种空间排列方式都执行相似的生理功能[图 5.3(a)~(d)]。垂直排列的表姐妹神经元的朝向偏好差异与其对照组相当,说明垂直排列的表姐妹神经元没有展现出功能相似性[图 5.3(a)~(c)]。最有意思的是,我们发现水平排列的表姐妹神经元的朝向选择性差异最大,甚至超过了周围的对照神经元[图 5.3(a)~(b),图 5.3(d)]。也就是说水平方向排列的表姐妹神经元偏好更不同,甚至是互相垂直的朝向,这与第 4 章中发现的水平排列的表姐妹神经元之间有更少的突触连接是吻合的。

据此,小鼠初级视觉皮层中同克隆来源的姐妹神经元有相似的朝向偏好,可以被视为皮层运行的基本功能模块。然而水平排列的表姐妹神经元的不同朝向选择打乱了小鼠视觉皮层功能图谱的相似性,使得小鼠视觉皮层中即使挨得很近的神经元也可能呈现不同的朝向选择特性,最终展现出分散型的功能排列模式。

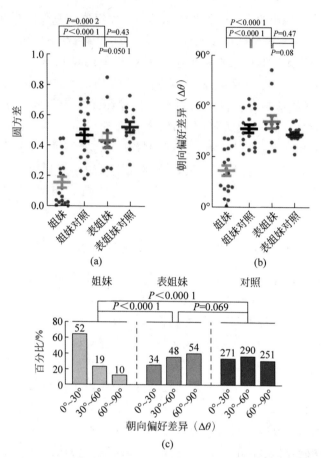

图 5.2　不同亲缘关系的兴奋性神经元的朝向选择差异性

（a）统计分析不同亲缘关系克隆内部以及周围对照神经元偏好朝向的圆方差,每个点代表一个克隆,线代表均值±均值标准误差(姐妹神经元克隆,$n=19$,来自 17 只动物;表姐妹神经元克隆,$n=13$,来自 11 只动物;姐妹神经元对照,$n=19$,来自 17 只动物;表姐妹神经元对照,$n=13$,来自 11 只动物;使用 Two-sided Mann-Whitney U 检验做显著性分析)。（b）统计分析不同亲缘关系神经元间偏好朝向的差值($\Delta\theta$),并以克隆为单位做平均。每个点代表一个克隆,线表示均值±均值标准误差(姐妹神经元对,$n=81$,来自 19 个克隆、17 只动物;表姐妹神经元对,$n=136$,来自 13 个克隆、11 只动物;姐妹神经元对照,$n=518$,来自 17 只动物;表姐妹神经元对照,$n=546$,来自 11 只动物;使用 Two-sided Mann-Whitney U 检验做显著性分析)。（c）姐妹神经元、表姐妹神经元与对照组神经元偏好朝向差异值的分布直方图。柱状图上的数字代表每组神经元的对数。使用卡方检验做显著性分析。

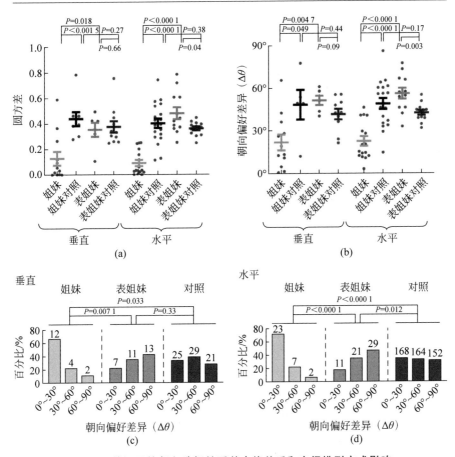

图 5.3　神经元的朝向选择性受其亲缘关系和空间排列方式影响

（a）统计分析不同空间排列方式的姐妹神经元、表姐妹神经元以及相应的对照神经元偏好朝向的圆方差。每个点代表一个克隆，线表示均值±均值标准误差（垂直方向排列的姐妹神经元，$n=12$，来自 12 只动物；垂直方向排列的表姐妹神经元，$n=6$，来自 6 只动物；水平方向排列的姐妹神经元，$n=16$，来自 15 只动物；水平方向排列的表姐妹神经元，$n=12$，来自 12 只动物；垂直方向排列的姐妹神经元对照，$n=8$，来自 8 只动物；垂直方向排列的表姐妹神经元对照，$n=11$，来自 10 只动物；水平方向排列的姐妹神经元对照，$n=19$，来自 17 只动物；水平方向排列的表姐妹神经元对照，$n=13$，来自 11 只动物；使用 Two-sided Mann-Whitney U 检验做显著性检验分析）。（b）统计分析不同空间排列方式的姐妹神经元、表姐妹神经元以及相应的对照神经元之间的朝向选择差异，并按照克隆平均，线表示均值±均值标准误差（垂直方向排列的姐妹神经元，$n=18$，来自 12 个克隆、12 动物；垂直方向排列的表姐妹神经元，$n=31$，来自 6 个克隆、6 只动物；水平方向排列的姐妹神经元，$n=32$，来自 16 个克隆、15 只动物；水平方向排列的表姐妹神经元，$n=61$，来自 12 个克隆、12 只动物；垂直方向排列的姐妹神经元对照，$n=5$，来自 5 只动物；垂直方向排列的表姐妹神经元对照，$n=10$，来自 9 只动物；水平方向排列的姐妹神经元对照，$n=19$，来自 17 只动物；水平方向排列的表姐妹神经元对照，$n=13$，来自 11 只动物；使用 Two-sided Mann-Whitney U 检验做显著性检验分析）。（c）和（d）为垂直排列和水平排列神经元的朝向选择差异的分布直方图。柱状图上的数字代表每组神经元的对数。使用卡方检验做显著性分析。

5.2　由神经元的发育起源预测新皮层功能图谱

上述实验结果证明了小鼠新皮层兴奋性神经元的突触连接和功能组成受其亲缘关系以及空间排布模式影响。接下来我们想知道神经元的发育起源是否可以直接预测新皮层的功能组装形式。受双光子成像深度的限制，成像的实验数据大多数来自皮层第 2～4 层神经元。为了和实验数据匹配，也只对小鼠初级视觉皮层第 2～4 层神经元的功能图谱进行模拟。

在小鼠大脑新皮层中，单个 RGP 在神经发生阶段约产生 8～9 个神经元，排列在皮层的深层到浅层，在浅层(2～4 层)约有 5 个神经元(Gao et al.,2014)。为了探索亲缘关系依赖的神经元功能排布和皮层功能图谱的联系，拟合生成由 25 个神经元组成的皮层功能图谱。依照 RGPs 在皮层第 2～4 层的神经元单位产出(μ)约 5 个神经元，可以判断这 25 个神经元的亲缘关系：20% 的姐妹神经元和 80% 的表姐妹神经元。根据姐妹、表姐妹神经元的朝向选择相似性，可以拟合出由 25 个神经元构成的功能图谱[图 5.4(a)]。拟合出的功能图谱展现出明显的局部异质性，符合分散型排布模式[图 5.4(b)]。

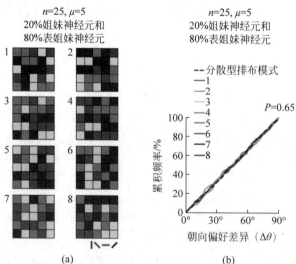

(a)　　　　　　(b)

图 5.4　根据神经元亲缘关系组成拟合小鼠视觉皮层神经功能图谱(见文前彩图)

(a) 依照 20% 姐妹神经元和 80% 表姐妹神经元的实验数据拟合出 25 个神经元的功能图谱。(b)为图(a)中拟合的功能图谱中神经元朝向选择差异的累积分布曲线。每条线代表图(a)中拟合的功能图谱之一。黑色虚线代表随机生成符合均匀分布的神经元朝向选择性差异累积分布曲线的均值。使用 Two-sided Mann-Whitney U 检验比较 8 个依据实验数据生成的神经元朝向选择性与相应随机生成符合均匀分布的神经元朝向选择性的差异。

为了验证表姐妹神经元间的功能差异是否直接贡献了皮层功能图谱的局部异质性,将 80% 表姐妹神经元的朝向选择性替换为非克隆对照神经元的朝向选择性,可见拟合出的功能图谱的局部相似性增加了[图 5.5(a),图 5.5(b)]。我们对照了真实的实验数据,发现使用 20% 姐妹神经元和 80% 表姐妹神经元朝向选择相似性数据拟合的功能图谱,整体与真实的小鼠初级视觉皮层神经元的朝向选择性结果一致,而将表姐妹神经元替换为非克隆相关神经元的对照数据后,整体的功能排布出现了局部相似性[图 5.5(c)]。以上结果说明,表姐妹神经元间更不相似(甚至互相垂直)的朝向选择性对小鼠初级视觉皮层散布的功能图谱形成是至关重要的。

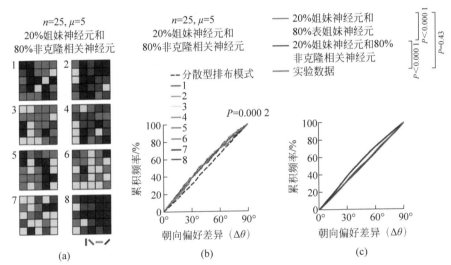

图 5.5 执行不同功能的表姐妹神经元对小鼠分散式皮层功能图谱的贡献(见文前彩图)
(a) 依照 20% 姐妹神经元和 80% 非克隆相关神经元的实验数据拟合出 25 个神经元的功能图谱。(b) 为图(a)中拟合的功能图谱中神经元朝向选择差异的累积分布曲线。每条线代表图(a)中拟合的功能图谱之一。黑色虚线代表随机生成符合均匀分布的神经元朝向选择性差异累积分布曲线的均值。使用 Two-sided Mann-Whitney U 检验比较 8 个依据实验数据生成的神经元朝向选择性与相应随机生成符合均匀分布的神经元朝向选择性的差异。(c) 20% 姐妹神经元和 80% 表姐妹神经元、20% 姐妹神经元和 80% 非克隆相关神经元拟合的功能图谱以及真实的实验数据中神经元朝向选择差异的累积分布曲线。使用 Two-sided Mann-Whitney U 检验做显著性分析。

5.3 亲缘关系依赖的神经元自发活动同步性

通过上述研究,我们发现神经元之间的亲缘关系对其突触连接以及执行的生理功能有很大影响。亲缘关系更近的神经元(如姐妹神经元)之间有更高的化学突触连接概率以及更相似的朝向选择性。而亲缘关系远一级的神经元(如表姐妹神经元)之间没有表现出优先的化学突触连接,在执行的功能上也不尽相似。

这里用来检测神经元功能的方式是给予小鼠不同朝向移动光栅的视觉刺激,同时记录位于初级视觉皮层神经元的活动响应。这部分记录到的神经元活动是由外在视觉信息输入以及内在皮层内神经元间的连接叠加产生的。外界的感觉信息输入由视觉信息传递通路,也就是视网膜-丘脑-初级视觉皮层通路所介导的。也就是说,神经元的朝向选择性部分取决于从丘脑输入的信息整合,另一部分还受皮层内部神经元的循环连接所介导的信号放大或衰减调控(Lien et al.,2013)。那么,如果在没有外界感觉信息输入时,不同亲缘关系神经元本身的自发活动相关性是否也存在差异?已知神经元的自发活动模式反映了神经网络内部的潜在连接(Ch'Ng et al.,2010;Tsodyks et al.,1999),结合本章前面部分得出的结论,我们猜测姐妹神经元组成了局部信息处理的微环路,而表姐妹神经元将各个姐妹神经元组成的微环路区分开。接下来将进一步探讨不同亲缘关系神经元之间自发活动的相关性,借此分析不同亲缘关系神经元在皮层环路组装中扮演的角色。

5.3.1 检测谱系相关神经元的自发活动

由于神经元的自发响应幅度较小,之前使用的钙离子浓度指示剂OGB-1对信号响应的灵敏度不是最佳的,为了检测到这些微弱的神经元活动,我们使用了遗传编码钙指示剂(genetically encoded calcium indicator, GECI)的一种,一类更灵敏的钙离子指示探针——GCaMP6s(Chen et al., 2013)。采用遗传标记的手段,将 Ai162D(TIT2L-GCaMP6s-ICL-tTA2)转基因小鼠品系与 $Emx1$-$CreER^{T2}$;$MADM$-11 转基因小鼠交配,在小鼠 E12 时,通过腹腔注射他莫昔芬,一方面诱导染色体间的重组,标记正在进行分裂的 RGPs,启动 MADM 系统,另一方面诱导染色体内的重组,敲除 GCaMP6s 和 tTA2 前的终止密码子,使得 GCaMP6s 被放大表达。由于染色体内的重组效率远高于染色体间的重组效率,诱导 MADM 重组的他莫昔芬浓度足以诱导皮层内大部分 $Emx1$ 来源的兴奋性神经元以及胶质细胞表达 GCaMP6s。此外 Ai162 的设计中引入了 tTA2 和 TRE2 元件来放大 GCaMP6s 的荧光强度。但由于 $Emx1$ 在 E10 的小鼠皮层就开始表达,过早且广泛产生的 tTA2 对神经系统会造成不利的影响,比如导致神经元死亡或者诱发小鼠癫痫样行为(Daigle et al.,2018;Steinmetz et al.,2017)。在我们早期的实验中的确发现 *Emx1-CreER*^{T2}；*MADM*；*Ai162D* 小鼠的大脑皮层面积有明显的缩小。已知 doxycycline(DOX)可以有效地阻断 tTA 的活性,我们在母鼠见栓后只喂食含有 DOX 的鼠粮可以有效地缓解其幼崽大脑皮层面积缩小。由于 doxycycline 抑制了 tTA2 的活性和随后 TRE2 启动子驱动的 GCaMP6s 基因表达,我们在小鼠实验前 3 d,恢复正常食物供应,足以恢复 GCaMP6s 表达,且不会再造成小鼠大脑皮层缩小的表型(图 5.6)。

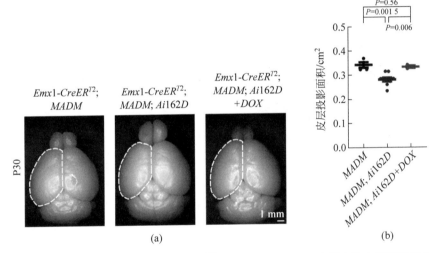

(a)　　　　　　　　　　　　(b)

图 5.6　喂食 DOX 缓解了 *Emx1-CreER*^{T2}；*MADM*；*Ai162D* 小鼠大脑皮层面积缩小
(a) 典型的 P30 *Emx1-CreER*^{T2}；*MADM*,*Emx1-CreER*^{T2}；*MADM*；*Ai162D*,以及从母鼠见栓就开始喂食 doxycycline、在实验前 3 d 换回正常鼠粮的 *Emx1-CreER*^{T2}；*MADM*；*Ai162D*(+DOX)小鼠全脑图。(b) 统计 3 组小鼠大脑的皮层投影面积(*Emx1-CreER*^{T2}；*MADM*,$n=4$；*Emx1-CreER*^{T2}；*MADM*；*Ai162D*,$n=9$；*Emx1-CreER*^{T2}；*MADM*；*Ai162D*+DOX,$n=3$；使用 Unpaired t test 做显著性检验)。

为了探索谱系相关神经元自发活动的规律,我们同样对有克隆标记的大脑皮层区域进行双光子钙成像。为了增加神经元自发活动的频率与强度,我们使用清醒的小鼠进行成像,并保证小鼠处于完全黑暗、安静的环境,没有其他刺激的干扰。在这部分实验中,我们并没有将成像区域局限在初级视觉皮层,而是对广泛的感觉皮层区域进行成像。

　　我们记录了一段时间内神经元的自发活动,为了排除距离对神经元自发活动相关性的影响,在同克隆神经元附近选取一个无 MADM 标记的神经元,作为对照神经元[图 5.7(a)]。接下来,提取约 8 min 内神经元荧光强度的变化曲线[图 5.7(b)],并计算神经元活动的 Pearson 相关性。从神经元的自发活动曲线可以看出,姐妹神经元之间有比较高的自发活动同步性[图 5.7(b)1~3],而表姐妹神经元的自发活动同步性较低[图 5.7(b)3~4],非谱系相关神经元的自发活动相关性大致介于姐妹神经元和表姐妹神经元之间[图 5.7(b)5~6,7~8],暗示不同亲缘关系的神经元自发活动的相似性也存在不同。

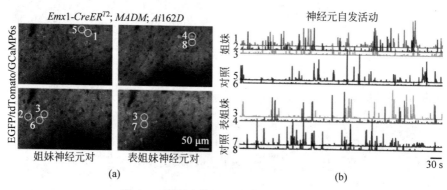

图 5.7　不同亲缘关系神经元的自发活动

(a)谱系相关神经元所在平面的神经元自发活动的平均时间序列投影图。左图中 1~3 号神经元为姐妹神经元,5~6 号神经元为距离相当的对照神经元。右图中 3~4 号为表姐妹神经元,7~8 号为距离相当的对照神经元。(b)为图(a)中标注的神经元的荧光强度变化曲线(z-score),其中 1~3 为姐妹神经元,5~6 为其对照组神经元,3~4 为表姐妹神经元,7~8 为其对照组神经元。

5.3.2　姐妹神经元存在自发活动同步性,表姐妹神经元自发活动不同步

　　神经元自发活动的相关性反映了神经元之间的潜在连接,以及接受同一神经元输入的可能性,我们进一步分析不同亲缘关系神经元之间的自发活动同步性,来解析不同亲缘关系神经元在皮层环路中扮演的角色。

　　我们统计分析了不同亲缘关系神经元自发活动的相关性,发现姐妹神经元的自发活动相关性显著高于非谱系相关神经元,而表姐妹神经元自发活动相关性则显著低于对照组(图 5.8),说明姐妹神经元之间有更高的自

发活动同步性,而表姐妹神经元更多地表现出自发活动的去同步性。这暗示了姐妹神经元之间存在更多的潜在连接,属于同一个相互作用的神经网络,而表姐妹神经元之间的连接比对照组神经元还少,存在排斥作用。

5.3.3　水平方向排列的表姐妹神经元自发活动不同步

为了了解空间排列方式对神经元自发活动同步性的影响,进一步系统地统计了垂直排列与水平排列的神经元之间自发活动的相关程度。我们发现与视觉刺激引起的神经元反应类似,姐妹神经元之间无论何种空间排布方式都有很高的自发同步性,垂直排列的表姐妹神经元之间无明显的高同步性,而水平排列的表姐妹神经元之间自发活动的相关性反而比对照组还要低[图 5.9(a)]。这与水平排列的表姐妹神经元有更不相似的朝向偏好一致,暗示了水平排列的表姐妹神经元不仅可能接受不同的丘脑神经元投射,其在皮层内部也可能属于不同的神经网络集群。

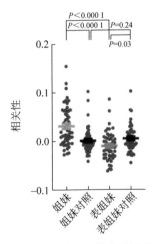

图 5.8　谱系相关神经元的自发活动相关性

统计分析姐妹神经元、表姐妹神经元与相应的对照组神经元的自发活动相关性。每个点代表一对神经元,线代表均值±均值标准误差。姐妹神经元,$n=54$,来自 11 个克隆、6 只动物;姐妹对照神经元,$n=54$,来自 6 只动物;表姐妹神经元,$n=52$,来自 9 个克隆、6 只动物;表姐妹对照神经元,$n=52$,来自 6 只动物;使用 Two-sided Mann-Whitney U 检验做显著性检验分析。

此外,我们还分析了位于皮层不同层的神经元自发活动的同步性,发现位于第 4 层的表姐妹神经元之间的自发活动差异性最大[图 5.9(b)]。由于第 4 层是感觉皮层的信息输入层,我们猜想表姐妹神经元很可能接受不

同的丘脑神经元输入,根据 Hebbian 可塑性理论,神经元的不同步响应会
导致神经元之间的连接丢失,从而造成了观测到的表姐妹神经元之间自发
活动更独立的现象。

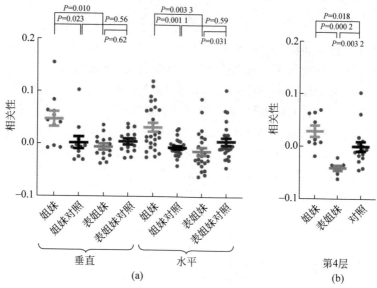

图 5.9　不同亲缘关系以及不同排列方式的神经元自发活动的相关性

(a) 统计分析垂直或水平排列的姐妹、表姐妹神经元及各自对照组自发活动的相关性。每个点代表
一对神经元,线代表均值±均值标准误差(垂直排列的姐妹神经元,$n=11$,来自 6 个克隆、4 只动物;
垂直排列的姐妹对照神经元,$n=11$,来自 4 只动物;垂直排列的表姐妹神经元,$n=14$,来自 6 个克
隆、4 只动物;垂直排列的表姐妹对照神经元,$n=14$,来自 4 只动物;水平排列的姐妹神经元,$n=$
26,来自 10 个克隆、6 只动物;水平排列的姐妹对照神经元,$n=26$,来自 6 只动物;水平排列的表姐
妹神经元,$n=24$,来自 9 个克隆、6 只动物;水平排列的表姐妹对照神经元,$n=24$,来自 6 只动物;
使用 Two-sided Mann-Whitney U 检验做显著性检验分析)。(b) 位于第 4 层的姐妹神经元、表姐妹
神经元以及对照神经元自发活动的相关性。每个点代表一对神经元,线代表均值±均值标准误差
(姐妹神经元,$n=9$;表姐妹神经元,$n=5$;对照神经元,$n=14$;使用 Two-sided Mann-Whitney U 检
验做显著性检验分析)。

5.4　小结和讨论

　　我们通过 MADM 标记方式在 E13 和 E11 标记皮层兴奋性神经元克
隆,通过克隆内神经元的数目以及颜色可以分辨出被标记神经元的亲缘关
系:姐妹还是表姐妹。利用体双光子钙成像技术来检测位于小鼠初级视觉

皮层的克隆相关兴奋性神经元以及周围非克隆相关神经元的朝向选择性，并计算神经元的功能相似性。我们发现 E13 标记的姐妹神经元与对照组偏好相似的朝向，而 E11 标记的表姐妹神经元无明显的朝向选择相似性。此外，我们检查了不同方向排列（水平和垂直）的神经元间的功能相似性，发现无论是水平还是垂直排列的姐妹神经元间都有较高的朝向选择相似性，垂直排列的表姐妹神经元不偏好相似的朝向，而水平排列的表姐妹神经元甚至表现出朝向选择的多样性。这也就暗示了偏好不同朝向的水平排列的表姐妹神经元可能加剧了神经元局部的功能多样性，导致小鼠皮层功能图谱表现出分散型模式，而不是高级哺乳动物皮层中聚集的功能柱形式。

　　因此，我们猜想小鼠皮层中缺少明确功能图谱的原因很可能是，小鼠 RGPs 在进入神经发生阶段产生的神经元（姐妹神经元）数目有限（8～9个），并且分布在皮层的深层到浅层。这一组姐妹神经元执行相似的功能，但在一个水平面上可能只能观测到这一组姐妹神经元中的一个，故在小鼠皮层中没有观察到多个执行相同功能的神经元聚集在一起的功能图谱。但我们认为，小鼠皮层中仍然是存在功能柱的，只是功能柱以单个克隆为基础，由于小鼠 RGPs 的分裂次数有限，克隆内神经元的数目较少，故在皮层中无法直观观察到。而随着高等哺乳动物大脑皮层的扩张，由单个 RGP 产生的姐妹神经元数目也随之增加，它们聚集分布在一起，贯穿皮层的深层到浅层，并且执行相似的功能。所以在每个水平平面上都可以观测到执行相同功能神经元聚集排列的功能图谱。以往在解剖学层面是无法鉴定一个功能柱的边界的，根据我们的研究结论，首次可以通过遗传标记的方法来标记一个功能柱，也就是一个由姐妹神经元组成的发育柱。有了稳定的标记方式，我们就可以进一步研究功能柱内神经元精细的突触结构以及长距离投射模式，进一步明确功能柱内神经元是如何连接以及行使功能的，为体外构建一个皮层功能单元提供生物学基础。

　　除此之外，我们根据神经元的亲缘关系组成以及实验得到的不同亲缘关系神经元的功能相似性拟合了小鼠初级视觉皮层的功能图谱，发现与小鼠在体功能成像实验得到的皮层神经图谱非常相似。但如果将表姐妹神经元的功能选择性换成非克隆相关对照神经元的功能选择性，模拟得到的神经元功能图谱就展现出了一定的主导性，局部相似性高于实验得到的功能图谱，说明表姐妹神经元在功能选择上的差异很可能造就了小鼠视觉皮层呈现出这种散在分布、分散型模式的功能图谱。

　　皮层内神经元编码信息需要一群功能相似的神经元，它们之间有较多的连接,增加神经元编码的鲁棒性,同时也需要执行不同功能的神经元,编码不同的信息,提高神经元编码的效率(Stringer et al. ,2019)。从神经元的发生起源以及亲缘关系角度分析,姐妹神经元正是那群执行相同功能有较多突触连接的神经元,可以作为一个整体共同编码信息;而表姐妹神经元执行不同的功能,编码多样的信息。姐妹神经元和表姐妹神经元的精巧组合为皮层神经元编码提供了稳定性和高效性。

　　结合电生理以及功能成像的数据,我们发现水平排列的表姐妹神经元之间更少形成突触,并偏好角度差异更大的朝向。之前有研究称即使在小鼠刚睁眼时,位于初级视觉皮层的神经元已经出现朝向选择性了,但相同朝向选择性的神经元间特定的突触连接是在随后才出现的(Ko et al. ,2013,2014),也就是说是神经元获得的功能塑造了神经元之间特异性的连接。但是,在不同年龄阶段的电生理数据中可以发现,水平方向排列的表姐妹神经元之间突触连接的拮抗性在早期(P14)和小鼠获得一定的视觉经验后(大于 P21)都稳定存在,也就是说水平排列的表姐妹神经元之间过少的突触连接导致了其产生不同的朝向选择性,进一步塑造了皮层的功能图谱排布。

　　多项研究指出,具有相似反应特性的神经元倾向于优先形成连接(Cossell et al. ,2015;Harris et al. ,2013;Ko et al. ,2011;Lee et al. ,2016),结合我们现有的研究表明很可能是谱系关系预测了神经元之间的优先连接和共同反应特性,这种共同响应的特性有可能是由丘脑—皮层特异性连接以及可塑性共同介导的(Ko et al. ,2013)。

　　本章的另一部分内容讨论了不同亲缘关系神经元自发活动的同步性。我们利用双光子钙成像技术采集了头部固定的清醒小鼠皮层神经元的自发活动,并进行了相关性分析。发现姐妹神经元自发活动的同步性明显高于对照神经元,说明姐妹神经元之间有更多的连接,这也与用电生理记录到的姐妹神经元优先形成化学突触连接的结论一致。相比之下,表姐妹神经元自发活动表现出更多的不同步性,神经元之间相对独立。紧接着分析了在皮层中神经元不同排布方式对其自发活动同步性的影响,发现无论何种排列方式,姐妹神经元之间都展现出较高的自发活动相关性。而表姐妹神经元,尤其是水平排列的表姐妹神经元之间自发活动的同步性最低。

　　以上的结论与我们分析在有感觉信息输入时,皮层中不同亲缘关系神经元对外界刺激做出的响应相关性一致。其实,研究人员们对神经元的自发活动与激发活动之间的关系一直存在争议。部分研究学者可以检测到神经元相似的自发活动与激发活动模式(Fiser et al. ,2004;Jermakowicz et al.，2009；Luczak et al.，2009；MacLean et al.，2005），而另一部分学者认为执行同样功能的神经元也可以有相互独立的自发活动，并且神经元活动的相关程度还受到不同的感觉信息输入的影响（Ecker et al.，2010；Kohn et al.，2005；Nauhaus et al.，2009；Ohiorhenuan et al.，2010；Renart et al.，2010；Smith et al.，2008）。但在后者的研究数据中，我们也能观察到少数神经元在激发和自发活动中都存在较高的相关性，我们猜想那些少量的神经元也许就是执行相同功能且存在更多连接的姐妹神经元。

综上所述，我们已经详细解构出小鼠大脑新皮层兴奋性神经元谱系依赖的突触连接以及功能排布，那么是什么分子机制来精确调控皮层特异性环路的形成与组装，在接下来的章节中将进行探讨。

第6章 cPCDHs 调控亲缘关系依赖的神经元功能组成

　　前述研究表明,表姐妹兴奋性神经元不一致的朝向偏好性加剧了大脑新皮层局部神经元的功能异质性,导致小鼠皮层功能图谱展现出分散型模式。也就是说,神经元会优先和其姐妹神经元形成突触连接,而更少地与其表姐妹神经元,尤其是水平排列的表姐妹神经元形成突触连接。这就说明一定存在某种分子机制介导了神经元间的识别。神经元的识别依赖细胞表面特异的蛋白,赋予神经元独特的身份标签,使得神经元之间能彼此识别并参与到恰当的神经环路中。并且,这些过程背后的分子机制很可能是在突触尺度上实现的(Lee et al. ,2016)。接下来将探讨介导不同亲缘关系神经元间互相识别并调控神经元功能组成的分子机制。

6.1 cPCDHs 调控不同亲缘关系神经元的功能排布

　　cPCDHs 被认为参与构成了哺乳动物神经系统细胞表面的分子多样性,它通过细胞膜表面蛋白的同嗜互作在单细胞水平调控神经环路组装。*cPcdhs* 由串联组成的 3 个基因家族编码,其 58 种异构体通过随机选择和随机组合的表达方式构成细胞表面的选择性结合单元,赋予神经元独一无二的分子标签(Sanes et al. ,2020; Yagi,2012; Zipursky et al. ,2010)。此外,我们实验室近期的一项工作表明 cPCDHs 在皮层神经元中的表达模式受其谱系亲缘关系以及空间排列方式的影响,并且发现 *Pcdhγ* 敲除的克隆中谱系相关神经元间的突触联系概率有所增高(Lv et al. ,2022),因此我们猜测 cPCDHs 很有可能也参与调控神经元的功能选择特性,进一步调控新皮层功能图谱的排布。

6.1.1 检测 *Pcdhγ* 敲除的克隆朝向选择性

　　为了探索 cPCDHs 在调控不同亲缘关系神经元功能组成上的作用,我

们利用 $Pcdh\gamma^{fcon3}$ 条件性敲除小鼠,并将其整合进 $Emx1\text{-}CreER^{T2}$;
$MADM\text{-}11$ 系统中,来敲除 $Pcdh\gamma$ 家族的全部功能基因。由于 $Pcdh\gamma$ 基因位于小鼠 18 号染色体上,不位于 MADM 系统的 11 号染色体上,因此在 Cre 重组酶的作用下可以依靠染色体内的重组将 $Pcdh\gamma$ 敲除,同时依靠染色体间的重组来标记克隆。

接下来,我们检测了野生型(WT)和 $Pcdh\gamma$ 条件性敲除(cKO)姐妹和表姐妹兴奋性神经元的朝向选择性。与前述研究结果一致,WT 的表姐妹神经元偏好不同的朝向(图 6.1)。

惊奇的是 $Pcdh\gamma$ cKO 的表姐妹神经元表现出了相似的朝向选择性(图 6.2),说明 $Pcdh\gamma$ 很有可能介导了表姐妹神经元的功能差异性。

6.1.2　$Pcdh\gamma$ 条件性敲除增加了表姐妹神经元的功能相似性

我们系统性地统计了 WT 与 $Pcdh\gamma$ cKO 表姐妹神经元克隆的圆方差以及朝向选择差异,发现 $Pcdh\gamma$ cKO 的表姐妹神经元克隆的圆方差与 WT 组相比明显减小,反映了 $Pcdh\gamma$ cKO 后表姐妹神经元的朝向偏好性趋于统一[图 6.3(a)]。此外我们也系统分析了 WT 与 $Pcdh\gamma$ cKO 表姐妹神经元偏好朝向的差异,发现 $Pcdh\gamma$ cKO 表姐妹神经元的偏好朝向差异明显减小了,更高比例的神经元之间的偏好朝向差异小于 $30°$[图 6.3(b),图 6.3(c)]。这些结果表明 $Pcdh\gamma$ 基因敲除消除了表姐妹神经元的功能异质性,同时说明 PCDHs 介导了表姐妹神经元之间的排斥作用。

那么,$Pcdh\gamma$ 是否介导特定空间排列方式的表姐妹神经元的功能差异,还是可以广泛调控表姐妹神经元之间的排斥作用。为了回答这一问题,我们进一步统计分析 $Pcdh\gamma$ 基因敲除后特定空间排列方式的表姐妹神经元的朝向选择差异。我们发现垂直方向排列的 $Pcdh\gamma$ cKO 表姐妹神经元无明显的功能改变,仍然有不同偏好的朝向选择性[图 6.3(d)]。然而,朝向选择的差异在水平方向排列的 $Pcdh\gamma$ cKO 表姐妹神经元间发生了明显的变化,在 $Pcdh\gamma$ cKO 后,水平排列的表姐妹神经元有更相近的朝向选择性,执行更相似的生理功能[图 6.3(e)]。以上结果表明移除 $PCDH\gamma$ 削弱了水平方向排列的表姐妹神经元朝向选择的多样性。已知水平方向表姐妹神经元的功能异质性造成了小鼠皮层功能图谱分散型模式的排列方式,那么如果在群体水平上敲除 $Pcdh\gamma$ 是否会改变小鼠皮层功能图谱的排列方式? 将在下一阶段继续探讨。

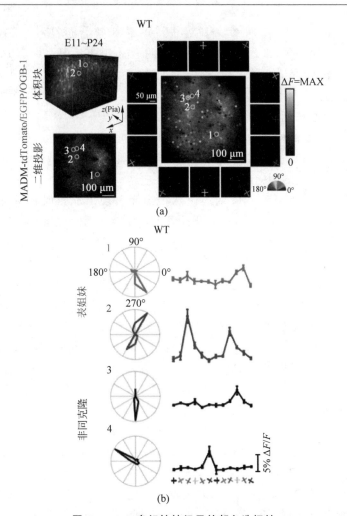

图 6.1　WT 表姐妹神经元的朝向选择性

（a）E11 标记的 WT 克隆的三维视图（左上）和涵盖 1～2 号神经元所在平面的二维投影图（左下）。1～2 号神经元为 MADM 系统标记的表姐妹神经元。x、y、z 轴的长度表示 100 μm，其方向表示克隆的空间方向，z 轴垂直于皮层表面并指向软脑膜方向。右侧为 1～2 表姐妹神经元所在平面朝向选择图谱的投影图，3～4 号为随机选择的对照神经元。外圈的小图代表不同方向光栅（箭头所指）出现时神经元的响应情况，其灰度代表 ΔF 值。（b）为图（a）中标注的表姐妹神经元（1～2）和对照神经元（3～4）的朝向选择性。每列左侧为极坐标图，其最外圈标准化为该神经元最大的 $\Delta F/F$ 值。每列右侧为神经元在不同朝向光栅出现时标准化的荧光强度变化（$\Delta F/F$）图。方形的点代表神经元对该朝向响应的平均值，误差线表示均值标准差。视觉刺激的方向在最下排显示。

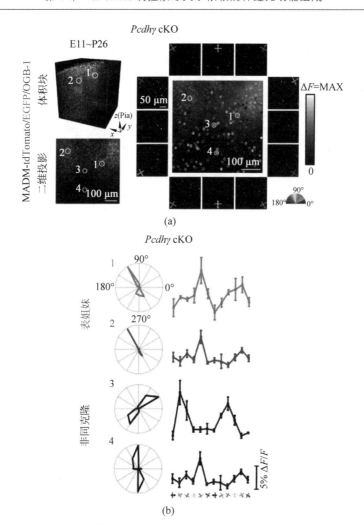

图 6.2　条件性敲除 *Pcdhγ* 的表姐妹神经元的朝向选择性

(a) E11 标记的 *Pcdhγ* cKO 克隆的三维视图(左上)和涵盖 1~2 号神经元所在平面的二维投影图(左下)。1~2 号神经元为 MADM 系统标记的 *Pcdhγ* cKO 表姐妹神经元。x、y、z 轴的长度表示 100 μm,其方向表示克隆的空间方向,z 轴垂直于皮层表面并指向软脑膜方向。右侧为 1~2 号 *Pcdhγ* cKO 表姐妹神经元所在平面朝向选择图谱的投影图,3~4 号为随机选择的对照神经元。外圈的小图代表不同方向光栅(箭头所指)出现时神经元的响应情况,其灰度代表 ΔF 值。(b) 为图(a)中标注的 *Pcdhγ* cKO 表姐妹神经元(1~2)和对照神经元(3~4)的朝向选择性。每列左侧为极坐标图,其最外圈标准化为该神经元最大的 $\Delta F/F$ 值。每列右侧为神经元在不同朝向光栅出现时标准化的荧光强度变化($\Delta F/F$)图。方形的点代表神经元对该朝向响应的平均值,误差线表示均值标准差。视觉刺激的方向在最下排显示。

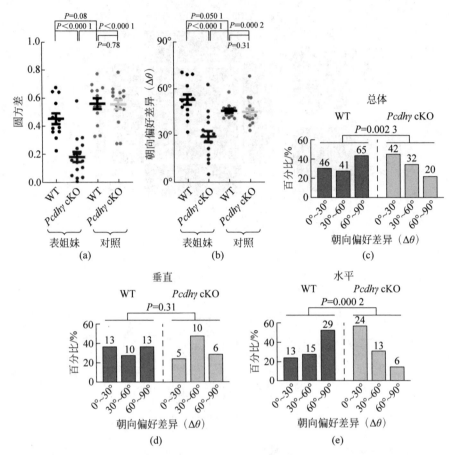

图 6.3　移除 PCDHγ 消除了水平方向表姐妹神经元朝向选择的差异

（a）统计分析 WT 和 Pcdhγ cKO 表姐妹神经元克隆以及周围对照神经元朝向选择的圆方差。
每个点代表一个克隆，线代表均值±均值标准误差（WT 表姐妹克隆，n＝13，来自 13 只动物；
Pcdhγ cKO 表姐妹克隆，n＝16，来自 15 只动物；WT 对照，n＝13，来自 13 只动物；Pcdhγ
cKO 对照，n＝16，来自 15 只动物；使用 Two-sided Mann-Whitney U 检验做显著性分析）。
（b）统计分析 WT 和 Pcdhγ cKO 表姐妹神经元以及相应对照神经元朝向选择的差异，并按照
克隆平均，每个点代表一个克隆，线代表均值±均值标准误差（WT 表姐妹神经元，n＝152，来自
13 个克隆、13 只动物；Pcdhγ cKO 表姐妹神经元，n＝94，来自 16 个克隆、15 只动物；WT 对
照，n＝13，来自 13 只动物；Pcdhγ cKO 对照，n＝16，来自 15 只动物；使用 Two-sided Mann-
Whitney U 检验做显著性分析）。（c）～（e）为总体、垂直方向和水平方向排列的 WT 和 Pcdhγ
cKO 表姐妹神经元朝向选择差异的分布直方图。柱状图上的数字代表每组神经元的对数。使
用卡方检验做显著性分析。

6.1.3　*Pcdhγ* 条件性敲除没有改变姐妹神经元的功能相似性

上述研究发现 *Pcdhγ* cKO 表姐妹神经元,尤其是水平方向排列的表姐妹神经元之间的朝向选择差异性被消除了。那么 *Pcdhγ* cKO 是否影响原本就执行相似功能的姐妹神经元呢? 为了回答这一问题,我们同样使用 $Emx1\text{-}CreER^{T2}$;$MADM\text{-}11$;$Pcdhγ^{fcon3}$ 条件性敲除小鼠进行他莫昔芬诱导,在克隆内敲除 *Pcdhγ*。为了研究姐妹神经元的功能,只选择克隆内神经元数量小于 8~9 个的同颜色神经元进行功能成像[图 6.4(a)]。发现与 WT 姐妹神经元相比,*Pcdhγ* cKO 姐妹神经元之间仍然保持着相似的朝向选择性,说明移除 PCDHγ 并没有破坏姐妹神经元之间一致的生理功能[图 6.4(b),图 6.4(c)]。

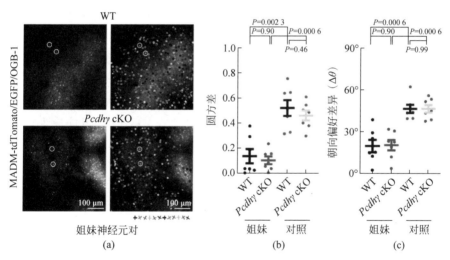

图 6.4　移除 PCDHγ 没有改变姐妹神经元的功能相似性

(a) WT(上)和 *Pcdhγ* cKO(下)姐妹神经元双光子功能成像的视野(左侧),在姐妹神经元附近注射 OGB-1。圆圈标注的神经元代表 MADM 标记的姐妹神经元。基于细胞轮廓的朝向图谱(右侧)展现视野内有朝向选择神经元的偏好朝向。(b) 统计分析 WT 和 *Pcdhγ* cKO 姐妹神经元克隆及非克隆相关对照神经元偏好朝向的圆方差。每个点代表一个克隆,线代表均值±均值标准误差。WT 姐妹神经元克隆,$n=7$,来自 4 只动物;*Pcdhγ* cKO 姐妹神经元克隆,$n=7$,来自 5 只动物;使用 Two-sided Mann-Whitney U 检验做显著性分析。(c) 统计分析 WT 和 *Pcdhγ* cKO 姐妹神经元及非克隆相关对照神经元朝向选择的差异,并按照克隆平均,每个点代表一个克隆,线代表均值±均值标准误差。WT 姐妹神经元,$n=27$,来自 7 个克隆、4 动物;*Pcdhγ* cKO 姐妹神经元,$n=18$,来自 7 个克隆、5 只动物;WT 对照,$n=7$,来自 4 只动物;Pcdhγ cKO 对照,$n=7$,来自 5 只动物;使用 Two-sided Mann-Whitney U 检验做显著性分析。

6.1.4 水平排列的表姐妹神经元表达更相似的 *cPcdhs*

为了进一步探索 *cPcdhs* 调控水平排列的表姐妹神经元呈现不一致功能选择性的机制,我们利用近期发表的基于皮层兴奋性神经元克隆的深度单细胞 RNA 测序(scRNA-seq)数据集,并分析水平排列表姐妹神经元的 *cPcdhs* 异构体的表达模式(Lv et al.,2022)。从数据集中可以得知,皮层兴奋性神经元平均表达约 9 种 *cPcdhs* 异构体。我们分析了克隆以及非克隆神经元 *cPcdhs* 异构体表达模式的相似性,发现水平排列的表姐妹神经元 *cPcdhs* 异构体表达模式最为相似,其相似度显著性高于水平排列的姐妹神经元以及非克隆相关神经元[图 6.5(a)]。已知水平排列的表姐妹神经元有最低的突触连接概率,该结果印证了 cPCDHs 介导水平排列的表姐妹神经元之间的排斥作用。此外,为了直接探讨 cPCDHs 对神经元突触连接的调控作用,我们比较了 WT 和 *Pcdhγ* cKO 表姐妹神经元的突触连接概率,发现移除 cPCDHS 显著提高了水平排列的表姐妹神经元之间的突触连接概率[图 6.5(b)]。这些研究结果表明,水平排列的表姐妹神经元之间相似的 *cPcdhs* 异构体表达模式介导了神经元之间的相互排斥,导致水平方向排列的表姐妹神经元之间更不容易形成突触连接,并表现出不一致的功能特性。

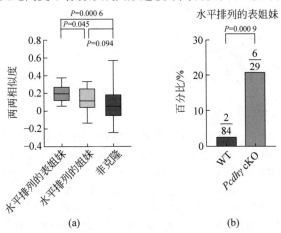

图 6.5 水平排列的表姐妹神经元表达更相似的 *cPcdhs* 异构体

(a) 统计分析水平排列的表姐妹神经元($n=21$)、水平排列的姐妹神经元($n=29$)以及非克隆相关神经元($n=1\,400$)的 *cPcdh* 异构体的表达相似性。箱型图表示中位数(中线)、四分位区间(框)以及最大和最小值。使用 Two-tailed unpaired Student's *t*-test 做显著性检验。(b) WT 和 *Pcdhγ* cKO 水平排列的表姐妹神经元化学突触连接概率,柱状图上的数字代表从记录的神经元中检测出有连接的神经元对数。使用卡方检验做显著性分析。

6.2　cPCDHs 调控皮层神经元功能图谱

前述 PCDHγ 调控了水平方向排列的表姐妹神经元之间的朝向选择性，并且我们知道正是水平排列的表姐妹神经元间的功能排斥才导致小鼠皮层神经元功能图谱出现局部异质性，使其呈现出分散型模式。那么，cPCDHs 是否可以直接调控皮层功能图谱的排列方式？

6.2.1　PCDHγ 介导小鼠新皮层分散型的功能排布模式

为了直接检测 cPCDHs 在调控皮层神经元功能图谱形成中的作用，将 $Pcdh\gamma^{fcon3}$ 和 $Emx1\text{-}Cre$ 转基因小鼠交配，选择性地在皮层兴奋性神经元中移除 PCDHγ，随后在给予小鼠视觉刺激的同时检测初级视觉皮层第 $2\sim$ 4 层神经元的朝向选择性以及皮层功能图谱的排列模式[图 6.6(a)]。有趣的是，与 WT 对照相比，$Pcdh\gamma$ cKO 的小鼠新皮层神经元功能图谱变得更加统一（图中大部分神经元的偏好朝向都在 $120°\sim150°$，黄色到红色表示）。通过统计发现，$Pcdh\gamma$ cKO 的小鼠后皮层神经元的偏好朝向方差更小，说明整体上神经元功能变得更统一[图 6.6(b)]。此外 $Pcdh\gamma$ cKO 后，皮层整体神经元的朝向选择性差异也明显减小[图 6.6(c)]。这说明在皮层兴奋性神经元中移除 PCDHγ 显著性地改变了神经元功能图谱的排列模式，从原本接近随机的分散型模式变为了整体具有朝向选择偏向性的模式。与之相符，我们发现在 $Pcdh\gamma$ cKO 的皮层中更高比例的神经元有更小的朝向偏好差异[图 6.6(d)]。在 WT 对照皮层中，偏好不同朝向的神经元比例是相当的，反映了新皮层神经元对不同刺激的表征近乎均匀，然而我们发现在 $Pcdh\gamma$ cKO 皮层中出现了主要的偏好朝向[图 6.6(e)]。这些结果说明，移除 PCDHγ 消除了水平方向排列的表姐妹神经元的功能排斥，从而显著性地改变了皮层神经元的功能排布，使整体神经元的功能趋向一致。

6.2.2　敲除 $Pcdh\gamma$ 增加了皮层神经元的噪声相关性

前人研究发现，敲除 $Pcdh\gamma$ 的小鼠视网膜无长突细胞在经历突触修剪后，其连接概率显著高于正常的无长突细胞，说明 $Pcdh\gamma$ 在突触修剪过程中起到了重要的作用（Kostadinov D et al.，2015）。那么在 $Pcdh\gamma$ cKO 的皮层中，神经元之间的连接是否也没有被正确修剪，导致距离较近的神经元之间存在广泛的循环连接？我们通过比较 WT 和 $Pcdh\gamma$ cKO 皮层神经元

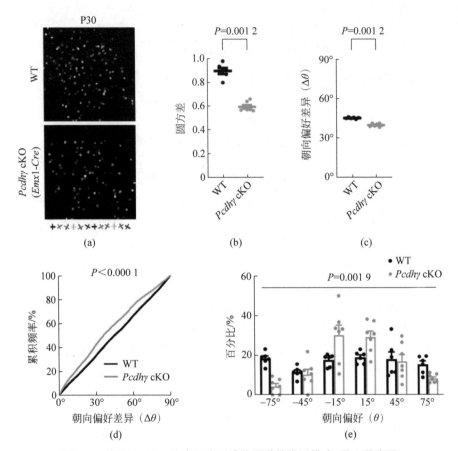

图 6.6　移除 PCDHγ 改变了皮层功能图谱的排列模式（见文前彩图）

（a）代表性的 WT（上）和 *Pcdhγ* cKO（下）小鼠初级视觉皮层的朝向偏好图谱。（b）统计分析 WT 和
Pcdhγ cKO 小鼠初级视觉皮层神经元偏好朝向的圆方差。每个点代表一只动物，线代表均值±均
值标准误差（WT，$n=6$；*Pcdhγ* cKO，$n=7$；使用 Two-sided Mann-Whitney U 检验做显著性分析）。
（c）统计分析 WT 和 *Pcdhγ* cKO 小鼠初级视觉皮层神经元偏好朝向的差值。每个点代表一只动
物，线代表均值±均值标准误差（WT，$n=6$；*Pcdhγ* cKO，$n=7$；使用 Two-sided Mann-Whitney U
检验做显著性分析）。（d）WT 和 *Pcdhγ* cKO 小鼠初级视觉皮层神经元偏好朝向差值的累积分布曲
线。*Pcdhγ* cKO 曲线左移说明整体神经元的朝向选择方差变小。使用 Mann-Whitney 检验做显著
性分析。（e）WT 和 Pcdhγ cKO 小鼠初级视觉皮层神经元的偏好朝向（按照引起最大比例神经元响
应的主导刺激朝向做标准化）在每个朝向区间的百分比。使用 Two-Way ANOVA 做显著性检验。

在接受视觉信息输入时的噪声相关（noise correlation）程度来回答这一问
题。神经元活动的噪声反映在多次接受相同刺激时的神经元响应变化。神
经元之间的噪声相关程度被认为普遍反映了神经元之间的连接概率以及神

经元接受共同皮层内输入的概率(Hofer et al.，2011)。

　　因此我们将小鼠多次接受视觉刺激输入时的神经元活动相关性拆分为信号相关(signal correlation)性和噪声相关性。信号相关性是指视觉刺激本身激发的神经元活动。噪声相关性则是每次实验中神经元的响应信号去除神经元在所有次实验响应的平均值后所剩余的信号。我们系统性地统计了 WT 和 *Pcdhγ* cKO 神经元的噪声相关程度，发现 *Pcdhγ* cKO 皮层内神经元的噪声相关程度在各个偏好朝向差异区间都显著高于 WT 对照神经元[图 6.7(a)]。除此之外，在神经元的各个水平距离范围内，*Pcdhγ* cKO 皮层内神经元的噪声相关程度也都显著高于 WT 神经元[图 6.7(b)]。这些结果表明，*Pcdhγ* cKO 皮层神经元共享更相似的神经元活动变化性，并且神经网络之间的连接也高于 WT 皮层神经元。这与 PCDHγ 调控神经元之间的连接，尤其是水平方向表姐妹神经元之间的连接是相符的。

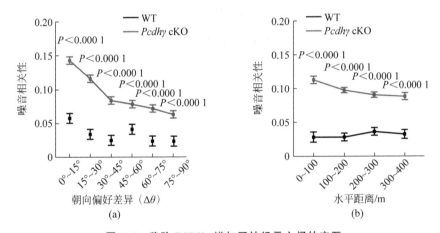

图 6.7　移除 PCDHγ 增加了神经元之间的交互

神经元之间的噪声相关性与神经元间偏好朝向的差值(a)以及水平距离(b)的关系。数据由均值±均值标准误差构成(WT，$n=3\,377$ 对神经元，来自 6 只动物；*Pcdhγ* cKO，$n=8\,442$ 对神经元，来自 7 只动物；使用 Multiple unpaired t-tests 做显著性分析)。

6.3　敲除 *Pcdhγ* 没有改变新皮层结构

　　近期的研究发现在皮层抑制性神经元中敲除 *Pcdhγ* 基因，会导致抑制性神经元的程序性死亡(Carriere et al.，2020；Mancia Leon et al.，2020)。那么，在大脑新皮层兴奋性神经元谱系中移除 PCDHγ 是否会对神经元的产生与存活有影响呢？

　　为了回答这一问题，我们对 WT 和 $Emx1\text{-}Cre$；$Pcdh\gamma^{fcon3/fcon3}$ 小鼠大脑组织以及大脑新皮层的解剖学结构进行了系统地分析和统计。PCDHγ 在大脑新皮层中的敲除效果由 Western blot 验证[图 6.8(a)，该实验由实验室实习生 Laura Li 完成]。接下来我们统计了 WT 和 $Pcdh\gamma$ cKO 小鼠大脑皮层的投影面积，发现没有显著性的改变，说明使用 $Emx1\text{-}$ Cre 敲除皮层兴奋性谱系中的 PCDHγ，没有改变大脑皮层面积[图 6.8(b)，图 6.8(c)]。

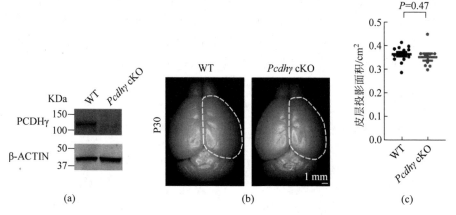

图 6.8　$Pcdh\gamma$ cKO 不影响大脑新皮层面积

（a）用 Western blot 验证 $Emx1\text{-}Cre$；$Pcdh\gamma^{fcon3/fcon3}$ 小鼠的敲除效率。PCDHγ 蛋白在 $Pcdh\gamma$ cKO 小鼠中明显减少。（b）P30 WT（左）和 $Pcdh\gamma$ cKO（右）小鼠脑图，虚线示意所统计皮层面积的区域。（c）皮层投射面积统计（WT，$n=14$；$Pcdh\gamma$ cKO，$n=9$；使用 Unpaired t-test 做显著性检验）。

　　接下来将两组小鼠大脑组织进行冠状切片并测量皮层的厚度，我们发现 $Pcdh\gamma$ cKO 小鼠皮层厚度无明显改变[图 6.9(a)，图 6.9(b)]。同时我们对脑片进行 CTIP2 和 CUX1 免疫荧光染色，CTIP2 主要标记皮层下投射的神经元（CThPN 和 SCPN），主要位于皮层第 5～6 层，而 CUX1 主要标记胼胝体投射神经元（CPN），主要位于皮层第 2～4 层[图 6.9(a)，图 6.9(c)]。根据免疫染色结果，我们分别统计了宽度为 250 μm 的矩形内被标记的神经元数量，发现 WT 和 $Pcdh\gamma$ cKO 神经元的数目与分布均无明显差异，说明皮层内兴奋性神经元的数目以及分层均没有受到 $Pcdh\gamma$ 敲除的影响[图 6.9(d)，图 6.9(e)]。

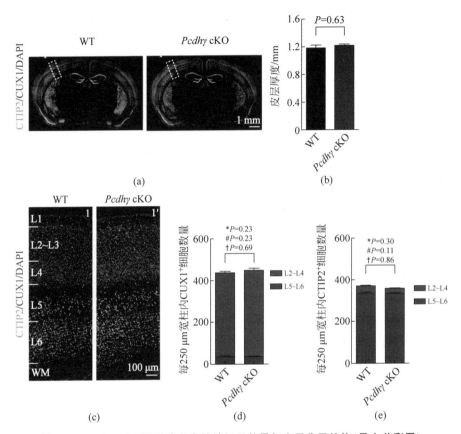

图 6.9　*Pcdhγ* cKO 不影响兴奋性神经元数量与皮层分层结构(见文前彩图)

(a) P35 的 WT 和 *Pcdhγ* cKO 小鼠脑切片,用 CTIP2(绿色)和 CUX1(红色)抗体做免疫荧光染色,并复染 DAPI(蓝色)。(b) 统计分析 WT 和 *Pcdhγ* cKO 皮层厚度(WT,$n=4$; *Pcdhγ* cKO,$n=3$;使用 two-sided Mann-Whitney U test 做显著性分析)。(c) 图(a)中白框区域的放大图,P35 的 WT 和 *Pcdhγ* cKO 小鼠切片用 CTIP2(绿色)和 CUX1(红色)抗体做免疫荧光染色,并复染 DAPI(蓝色)。(d)~(e) 在 250 mm 的矩形框内 WT 和 *Pcdhγ* cKO 皮层 CUX1+ 和 CTIP2+ 神经元的数量统计(WT,$n=4$; *Pcdhγ* cKO,$n=3$;使用 two-sided Mann-Whitney U test 做显著性分析)。*P 代表总体神经元的差异,♯P 代表浅层神经元的差异,†P 代表深层神经元的差异。

6.4　小结和讨论

本章重点探讨调控神经元,尤其是水平排列的表姐妹神经元之间执行不同功能的分子机制。已知 cPCDHs 家族参与了哺乳动物神经元的互相识别,其随机、排列组合的表达方式,足以赋予每个神经元独一无二的分子标签。并且cPCDHs在小鼠大脑新皮层中的表达模式依赖于神经元的谱系关系以及空间排布位置,因此我们认为cPCDHs参与调控了谱系相关神经元的连接与功能。

将$Pcdh\gamma^{fcon3/fcon3}$小鼠引入MADM系统中,在他莫昔芬诱导标记克隆的同时对$Pcdh\gamma$基因进行敲除。通过检测$Pcdh\gamma$ cKO表姐妹神经元的朝向选择性来明确$Pcdh\gamma$是否介导了表姐妹神经元的功能多样性。我们发现$Pcdh\gamma$ cKO显著减小了水平排列的表姐妹神经元朝向偏好的差异,此外cPCDHs在水平排列的表姐妹神经元中有更相似的表达模式,且$Pcdh\gamma$ cKO显著提高了水平排列表姐妹神经元的突触连接概率,以上说明水平排列的表姐妹神经元间互斥的功能选择是由$Pcdh\gamma$介导的。在群体水平敲除$Pcdh\gamma$可以显著改变皮层神经元功能图谱的排列方式,使得神经元群体的功能变得更为相似,展现出的朝向选择图谱也存在一定范围内朝向的偏好性。

在本研究中,$Pcdh\gamma$ cKO没有改变姐妹神经元间相似的朝向选择性。但在本实验室另一项研究中发现$Pcdh\gamma$ cKO姐妹神经元的化学突触连接概率也有显著性提升。在这里我们没有观测到$Pcdh\gamma$ cKO的姐妹神经元的朝向选择性比WT姐妹神经元更加相似,一个可能的原因是,WT姐妹神经元的朝向选择性已经十分接近了,$Pcdh\gamma$ cKO的姐妹神经元偏好更相近的朝向不容易从实验数据中反映出来。另一个可能的原因是神经元的朝向选择性存在一定的不确定性,也就是说多次测量同一个神经元的偏好朝向可能会存在小范围的偏差,导致在功能成像实验的精度上无法观测到$Pcdh\gamma$ cKO姐妹神经元的朝向选择更一致。但通过多通道电生理测量神经元之间的突触连接则是一个分辨率非常高的实验,所以$Pcdh\gamma$ cKO加强了姐妹神经元的突触连接是更容易从实验数据中反映出来的。

此外,在本研究中观察到群体水平上敲除$Pcdh\gamma$显著提升了神经元之间的噪声相关性,并且神经元间的噪声相关性与神经元的功能相似性存在正相关关系,而在WT的神经元中则没有明显的正相关。这和前人在刚睁眼的雪貂上的研究结果比较相似,有相似朝向选择性的神经元间也存在更高的噪声相关性,而在有一定视觉经验的雪貂中,噪声相关程度与神经元的朝向偏好差异无明显的相关性(Smith et al.,2015)。这可能说明了在$Pcdh\gamma$ cKO的皮层中,神经元之间尤其是距离较近的神经元之间存在广泛的突触连接,类似于还未进行突触修剪的幼雪貂皮层状态。而在正常小鼠视觉皮层中,则会根据神经元执行的功能修剪不必要的突触连接,神经元变得更加独立。

前人研究发现,$Emx1\text{-}Cre$;$Pcdh\gamma^{fcon3/fcon3}$ 小鼠皮层兴奋性神经元的形态尤其是神经元顶树突在皮层第 1 层的分支明显减少,导致皮层第 1 层变薄(Garrett et al.,2012)。但在本实验结果中,并未观测到 $Pcdh\gamma$ cKO 神经元形态以及皮层第 1 层厚度有明显改变。近期其他实验室发表的研究结果中也显示 $Emx1\text{-}Cre$;$Pcdh\gamma^{fcon3/fcon3}$ 小鼠皮层厚度(包括第 1 层)无明显变化(Carriere et al.,2020)。

综上所述,本章主要讨论了 cPCDHs 在调控谱系相关神经元功能选择性以及大脑新皮层神经功能图谱形成与排布上的作用。经报道,一些神经疾病(比如唐氏综合征)患者大脑中的 cPCDHs 会出现异常表达,因此,接下来将进一步探索 cPCDHs 在疾病状态下的表达模式以及对大脑新皮层兴奋性神经元功能特性选择的影响,以期从全新的角度理解疾病的发病机理。

第 7 章　疾病状态下新皮层神经元功能组装异常

　　前述章节已经对小鼠新皮层兴奋性神经元的发育起源、环路连接以及功能组成进行了一系列的探讨,并挖掘出调控其组装成特定环路及功能模式的潜在分子机制。其中,我们提出了发育功能柱概念——来自同一个进行神经发生 RGP 的子代姐妹神经元,由于它们沿着相同母本 RGP 的轴向纤维迁移,径向聚集排列在皮层的深层到浅层,并且它们之间会优先形成电突触与化学突触连接,并执行相似的生理功能,可以被视为皮层中的功能单元,是整个皮层正确执行功能的核心组件。然而在一些疾病状态下,例如唐氏综合征以及自闭症,大脑新皮层的结构以及功能都发生了异常,那么深入了解大脑新皮层运作的核心单元——发育功能柱的内部结构——以及功能组装改变,或许可以对相关疾病的形成机制以及后续干预及治疗提供新思路。

　　除此之外,第 6 章的研究中发现 $cPcdhs$ 在谱系相关神经元识别、环路连接以及功能组成上起到特异性的调控作用。研究人员发现,唐氏综合征患者的大脑皮层中由于表观调控模式异常,其神经元 cPCDHs 的表达量与正常人相比出现显著降低(El Hajj et al. ,2016)。已知 $Pcdh\gamma$ 条件性敲除减弱了表姐妹神经元恰当的排斥作用,最终导致皮层功能图谱模式紊乱。那么,在唐氏综合征患者中 $cPCDHs$ 整体水平的表达量下降,是否也影响了谱系相关神经元之间识别以及功能性连接的模式,最终扰乱了皮层神经功能图谱排布,导致一系列认知、学习记忆等障碍,这也是本章想要着重探讨的问题。

　　此外,研究者普遍认为位于唐氏综合征关键区的 $DYRK1A$ 基因的过度表达是患者表现出认知等障碍的主要原因。近些年的研究发现,$DYRK1A$ 基因表达量不足则会导致自闭症(Laham et al. ,2021)。那么 $DYRK1A$ 基因的表达剂量与皮层兴奋性神经元谱系依赖的环路组装与功能执行的对应关系是怎样的,也将在本章中进行讨论。此外,$DYRK1A$ 以及其他自闭症高风险基因与 $cPCDHs$ 是否存在互作关系也将是本章的一个研究重点。

7.1　唐氏综合征模型小鼠新皮层同谱系神经元功能选择更趋同

7.1.1　Ts65Dn 小鼠皮层 $cPcdhs$ 表达下调

为了系统性研究唐氏综合征疾病状态下皮层发育功能柱内部的环路功能连接模式以及皮层功能图谱的排布形式,我们使用 Ts65Dn 这一唐氏综合征小鼠模型进行研究。Ts65Dn 小鼠模型是目前使用最广泛且被普遍认可的唐氏综合征小鼠模型,从遗传学角度看,该小鼠模型对小鼠中与人类 21 号染色体同源的 16 号染色体从 $Mrpl39$ 到 $Znf295$ 片段构建了三体表达,覆盖了 55%(94/170)的人类 21 号染色体编码的小鼠同源蛋白(Gardiner et al.,2003,2006)。并且该小鼠模型成功复刻出唐氏综合征患者智力障碍、认知缺陷以及学习记忆能力下降等临床表型(Yin et al.,2017;Manfredi-Lozano et al.,2022)。

实验室吕晓辉通过 qPCR 实验检验了 Ts65Dn 小鼠皮层组织中 $cPcdhs$ 家族 58 个异构体的表达情况,发现与正常二倍体小鼠相比,Ts65Dn 小鼠皮层中的 $cPcdhs$,尤其是 $Pcdh\gamma$ 家族的 mRNA 表达量普遍下调(图 7.1),这与在唐氏综合征患者中检测到的大脑皮层组织中 PCDHG 表达量的下降是一致的。

7.1.2　Ts65Dn 小鼠皮层同谱系神经元功能相似性增加

已知在正常小鼠皮层中条件性敲除 $Pcdh\gamma$ 会选择性地消除水平排列的表姐妹神经元之间的功能异质性,并增加水平排列的表姐妹神经元之间的突触连接概率。那么在唐氏综合征疾病状态下,皮层神经元表达的 cPCDHs 下降是否也会影响谱系相关神经元正常的环路连接以及功能执行?

同样通过小鼠胚胎脑室注射方式,在 E11～E12 时向 Ts65Dn 胚胎小鼠脑室中注射低滴度表达红色和绿色荧光蛋白的逆转录病毒来稀疏标记克隆。由于 E11～E12 时,绝大多数 RGPs 仍在进行增殖分裂,因此标记到的多为姐妹神经元和表姐妹神经元混合的克隆。在小鼠 P30 左右,利用双光

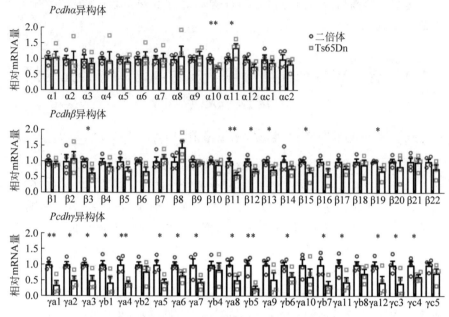

图 7.1　Ts65Dn 小鼠皮层组织 *cPcdhs* 表达量下调

通过 qPCR 实验检测二倍体与 Ts65Dn 小鼠皮层组织中 *cPcdh* 家族 58 个异构体的表达量(二倍体,$n=4$;Ts65Dn,$n=4$;使用 Multiple unpaired t 检验做显著性分析,* 代表 $P<0.05$;** 代表 $P<0.01$,无显著性差异的没有标注)。

子在体钙成像技术记录 Ts65Dn 小鼠位于初级视觉皮层的克隆神经元的朝向选择性,并绘制皮层神经元朝向选择性图谱[图 7.2(a)]。首先我们发现在 Ts65Dn 小鼠中仍能观测到与正常小鼠相似比例的有朝向选择性的神经元。通过系统性地统计分析,我们发现与正常的二倍体小鼠相比,Ts65Dn 小鼠同克隆神经元有更为一致的朝向选择性,具体表现为同克隆神经元偏好朝向的圆方差以及朝向选择性差值均小于正常小鼠新皮层中的同克隆神经元,而 Ts65Dn 小鼠中非同克隆来源的对照神经元则无显著性变化[图 7.2(b),图 7.2(c)]。由于 E11~E12 时期标记的多为姐妹和表姐妹神经元混合的克隆,从第 6 章得知,条件性敲除 *Pcdhγ* 可以消除由 cPCDHs 介导的表姐妹神经元之间的排斥效应,增加了表姐妹神经元执行功能的相似性。因此在 Ts65Dn 小鼠皮层观测到的同克隆神经元功能相似性升高极有可能是 Ts65Dn 小鼠皮层 cPCDHs 表达量下降导致的。这部分结果进一步证实了 *cPcdhs* 在调控谱系相关神经元功能选择上发挥的作用。

此外,实验室相关的研究还发现与 *Pcdhγ* cKO 的克隆一致,在

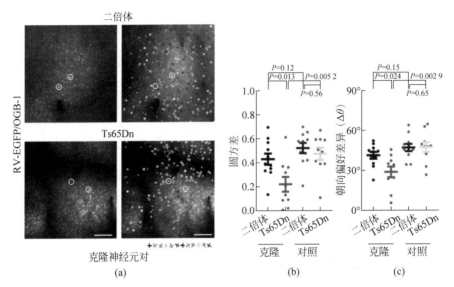

图7.2 Ts65Dn小鼠皮层谱系相关神经元功能相似性增加

（a）正常二倍体（上）与Ts65Dn（下）小鼠初级视觉皮层的神经元朝向选择图谱。（b）同克隆以及周围对照神经元偏好朝向的圆方差。每个点代表一个克隆，线代表均值±均值标准误差（二倍体克隆，$n=11$，来自5只动物；Ts65Dn克隆，$n=10$，来自3只动物；二倍体对照，$n=11$，来自5只动物；Ts65Dn对照，$n=10$，来自3只动物；使用Two-sided Mann-Whitney U检验做显著性分析）。（c）同克隆以及周围对照神经元偏好朝向的差异。每个点代表一个克隆，线代表均值±均值标准误差（二倍体克隆，$n=11$，来自5只动物；Ts65Dn克隆，$n=10$，来自3只动物；二倍体对照，$n=11$，来自5只动物；Ts65Dn对照，$n=10$，来自3只动物；使用Two-sided Mann-Whitney U检验做显著性分析）。

Ts65Dn小鼠皮层中由于cPCDHs整体表达水平下降，克隆在空间排布上也发生了变化，具体表现为克隆内部神经元水平方向距离缩短，变得更为集中。该结果进一步证实cPCDHs在克隆相关神经元中模式化的表达调控了皮层神经元结构以及功能的精细组装。

7.2　Ts65Dn小鼠视觉皮层功能图谱趋同

Ts65Dn小鼠皮层cPCDHs表达下调破坏了神经元之间正常的识别及连接模式，导致由表姐妹神经元和姐妹神经元共同组成的克隆功能选择趋同。同时，在整体水平上，通过对正常二倍体小鼠以及Ts65Dn小鼠初级视觉皮层进行功能成像，我们也发现其功能图谱的同质性增加，表现为在此成像平面内偏好相近朝向神经元的占比增加[图 7.3(a)]。通过系统分析正常二倍体与 Ts65Dn 小鼠视觉皮层神经元偏好朝向的圆方差以及差异值，发现 Ts65Dn 小鼠视觉皮层神经元有更小的偏好朝向方差值与朝向选择差

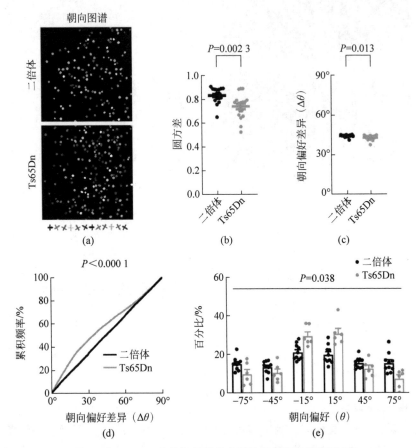

图 7.3　Ts65Dn 小鼠初级视觉皮层神经元朝向偏好趋同

(a) 正常二倍体(上)与 Ts65Dn 小鼠(下)初级视觉皮层神经元朝向选择图谱。(b) 正常二倍体与 Ts65Dn 小鼠视觉皮层神经元偏好朝向的圆方差(二倍体，$n=18$，来自 5 只动物；Ts65Dn，$n=18$，来自 3 只动物；使用 Two-sided Mann-Whitney U 检验做显著性分析)。(c) 正常二倍体与 Ts65Dn 小鼠视觉皮层神经元偏好朝向的差异(二倍体，$n=17$，来自 5 只动物；Ts65Dn，$n=17$，来自 3 只动物；使用 Two-sided Mann-Whitney U 检验做显著性分析)。(d) 正常二倍体与 Ts65Dn 小鼠初级视觉皮层神经元偏好朝向差异值的累积分布曲线。使用 Mann-Whitney 检验做显著性分析。(e) 正常与 Ts65Dn 小鼠初级视觉皮层神经元偏好朝向在各区间分布的比例。使用 Two-Way ANOVA 做显著性检验。

异,意味着 Ts65Dn 小鼠视觉皮层神经元的选择性更为一致,差异性更小
[图 7.3(b),图 7.3(c)]。此外,通过偏好朝向差异值分布分析可以看出,
与正常小鼠相比,Ts65Dn 小鼠视觉皮层神经元朝向选择的差异值较小的
比例更多,反映了其朝向偏好的同质性[图 7.3(d)]。正常小鼠视觉皮层中
不同朝向偏好的神经元数量相当,而 Ts65Dn 小鼠视觉皮层则存在主导朝
向[图 7.3(e)]。

这一结果从整体水平上展示了唐氏综合征模型小鼠视觉皮层功能图谱
排布的差异,有更多的神经元表征相似的朝向,同时意味着与该朝向相垂直
的朝向则有数量不足的神经元表征。该结果从另一方面反映了唐氏综合征
模型小鼠潜在的视觉认知缺陷。

7.3　自闭症小鼠谱系依赖的微环路功能异常

第 3 章的研究发现姐妹神经元比周围的非谱系相关神经元执行更相似
的生理功能,说明姐妹神经元可以被视为皮层处理信息的一个基本执行单
元。那么如果在神经环路连接异常的发育疾病中,例如自闭症,姐妹神经元
还能保持执行相似的功能吗? 本节将就此进一步探讨。

自闭症谱系障碍(autism spectrum disorder,ASD)是一种普遍存在的
神经发育性疾病,影响高达 1% 的人口。患者在社交、语言、情感和认知方
面存在障碍(McDonald et al.,2020;Szatmari et al.,2015;Waizbard-
Bartov et al.,2021)。此外,自闭症患者还常常伴随其他神经发育障碍,
例如智力障碍(intellectual disability,ID)和注意力缺陷多动障碍(attention
deficit hyperactivity disorder,ADHD)(Doshi-Velez et al.,2014)。尽管这
些功能障碍中的一些可能源自症状发生时神经环路的错误连接,但有些
也可能源自皮层早期发育过程中神经元连接异常效用的积累以及演变。

在过去几年中,大规模的基因组研究发现了数百个自闭症风险基因位
点,这些基因的突变导致共同的自闭症样行为: 社交障碍、沟通障碍以及重
复刻板行为(De Rubeis et al.,2014;He et al.,2013;Iossifov et al.,2014;
Sanders et al.,2015)。因此领域内普遍认为这么多种自闭症风险基因可能
影响着几种共同的生物学过程,包括基因表达调控、神经元连接、细胞骨架
组装等,最终导致共同的行为异常表现(Satterstrom et al.,2020)。目前已
经存在高置信度自闭症风险基因突变的小鼠模型来重现人类对应症状。尽
管一些人类特有的症状,自闭症小鼠模型还不能完全模拟,但已经可以利用

小鼠模型来了解各种自闭症风险基因突变是如何影响细胞以及环路的变化，并最终找到多种自闭症风险基因导致共同自闭症行为的分子、细胞、环路和系统的汇聚点，从而更深入地了解自闭症的病理学和相关的行为缺陷（Arguello et al.，2012；Nelson et al.，2015；Vasa et al.，2016）。

近期的单细胞数据分析结果发现大量的自闭症风险基因在大脑皮层兴奋性和抑制性谱系中富集（Polioudakis et al.，2019；Satterstrom et al.，2020），说明自闭症相关基因突变大概率通过影响皮层内神经元的环路连接而导致一系列异常的行为表现。多项研究报道自闭症模型小鼠的皮层存在局部微环路以及跨脑区的长程环路连接异常，并且皮层内兴奋性连接与抑制性连接的比例失衡（Haberl et al.，2015；Nelson et al.，2015；Rubenstein et al.，2003）。此外在自闭症患者和自闭症小鼠模型中都发现了感知学习和感觉辨别能力的障碍（Ethridge et al.，2017；Goel et al.，2018；Kissinger et al.，2020；Rais et al.，2018；Yamasaki et al.，2017）。

本书前阶段的研究中发现，谱系关系依赖的神经元环路组装与功能执行对大脑皮层正确运行至关重要。此外在皮层不同脑区之间自下而上和自上而下的长程环路连接也是以谱系相关神经元组成的微环路作为基本单位（Ren et al.，2019）。这就意味着，在自闭症这种神经发育性疾病中表现出的神经环路连接异常的根源很可能就在于神经发生过程中谱系相关神经元之间没有形成正确的连接模式、执行特定的功能，并进一步导致了长程连接的紊乱，最终导致自闭症样行为的表现。

本实验室的一项研究工作发现，自闭症相关基因缺失的姐妹神经元在皮层中分布得更分散，具体表现为克隆内神经元之间的切向距离增加。此外通过电生理检测自闭症基因缺失的姐妹神经元之间的突触连接时发现，姐妹神经元之间优先形成电突触、随后形成化学突触的现象消失了。也就是说在自闭症小鼠模型中由姐妹神经元为主体的微环路连接受到了破坏。神经元执行功能的相似性与其之间的连接紧密相关，因此我们猜想自闭症小鼠在亲缘关系依赖的功能图谱形成中应该也存在缺陷。

在这里，我们采用了3个品系的自闭症小鼠模型，分别为 $Chd8^{flox}$、$Fmr1^{flox}$ 以及 $Dyrk1a^{flox}$ 转基因小鼠。在这3个基因突变的小鼠模型中都被报道过存在典型的自闭症样行为，包括社交障碍、认知以及记忆缺陷和重复刻板样行为（Arranz et al.，2019；Cherepanov et al.，2021；Dolan et al.，2013；Gompers et al.，2017；Gonzales-Rojas et al.，2020；Jung et al.，2018；Kweon et al.，2021；Levy et al.，2021；Li et al.，2018；Platt et al.，

2017)。

与前述通过逆转录病毒标记克隆的方法一致,在小鼠胚胎 13 d 向 $Chd8^{flox}$、$Fmr1^{flox}$ 和 $Dyrk1a^{flox}$ 这 3 个品系的转基因小鼠胚胎脑室内注射带有 EGFP 和 Cre-tdTomato 两种混合的逆转录病毒分别来标记正常的姐妹神经元克隆[图 7.4(a),WT]以及自闭症相关基因缺失的克隆[图 7.5(a),mut]。带有 Cre-tdTomato 的逆转录病毒感染在分裂的 RGPs 时,逆转录病毒携带的 Cre 会通过 loxp 重组系统敲除细胞内的相关基因,产生一个对应基因缺失的克隆。而当正在分裂的 RGPs 被带有 EGFP 的逆转录病毒感染时,标记到的则是正常的克隆。由于由 CHD8 和 DYRK1A 表达计量不足引发自闭症的患者都为单倍体缺失,所以 $Chd8$ 和 $Dyrk1a$ 品系选择杂合敲除。3 个品系的自闭症小鼠繁殖以及病毒注射由实验室胡姝含和李博完成。

由于我们选择在 E13 这个时间点注射,标记到的 RGPs 绝大多数为进行不对称分裂的 RGPs,并且自闭症相关基因缺失的 RGPs 产生神经元的能力没有改变,克隆内神经元的数量与 WT 克隆一致。因此可以认为 E13 标记的 WT 以及 mut 的克隆都由姐妹神经元组成。为了探究自闭症相关基因缺失的克隆内姐妹神经元执行的功能是否受到影响,同样在小鼠初级视觉皮层进行颅骨开窗手术,通过注射 OGB-1 来指示姐妹神经元与周围未被标记的非克隆相关对照神经元的钙活动。在给予小鼠不同方向移动光栅视觉刺激的同时,用双光子活体钙成像手段记录位于初级视觉皮层的克隆以及周围对照神经元的朝向选择性。

首先,我们发现即使是自闭症相关基因缺失的神经元仍然可以对不同朝向的视觉刺激做出反应。接下来从这两个代表性的实验中可以看出,WT 的姐妹神经元仍然拥有相似的朝向选择性[图 7.4(b),1~2 号神经元,偏好 0°左右],说明 WT 的姐妹神经元依然执行相似的功能。相比之下,$Dyrk1a$ 缺失的姐妹神经元的朝向偏好出现了分歧,1 号偏好朝向为 146°,而 2 号偏好朝向为 20°[图 7.5(a),图 7.5(b)],姐妹神经元朝向偏好的差异明显增大,说明 $Dyrk1a$ 缺失破坏了姐妹神经元执行功能的一致性。

为了系统性地分析 3 种自闭症基因缺失后姐妹神经元功能组成上的变化,以及是否会出现共同的表型,我们对另外两个自闭症基因缺失的姐妹神经元克隆做了同样的功能实验并进行定量分析。发现与无亲缘关系的神经元相比,WT 姐妹神经元仍然偏好相似的朝向,而在 $Chd8$、$Fmr1$ 和 $Dyrk1a$ 缺失的姐妹神经元克隆中都发现其内部偏好朝向的差值与 WT 相

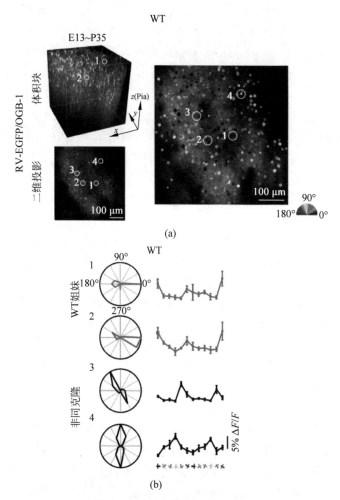

(a)

(b)

图 7.4　对照克隆的朝向选择性

(a) 左侧为 E13 标记的 WT 克隆的三维视图（上）和二维投影图（下）。1~2 号神经元为胚胎期用逆转录病毒标记的 WT 姐妹神经元。x、y、z 轴的长度代表 $100\ \mu m$，其方向表示克隆的空间方向，z 轴垂直于皮层表面并指向软脑膜方向。右侧为 1~2 号姐妹神经元所在平面朝向图谱的投影图。(b) 图(a)中标注的同克隆姐妹神经元(1~2)以及对照神经元(3~4)的朝向选择性。左侧为极坐标图，其最外圈标准化为该神经元最大的 $\Delta F/F$ 值。右侧为神经元在不同朝向光栅出现时标准化的荧光强度变化($\Delta F/F$)图。方形的点代表神经元对该朝向响应的平均值，误差线表示均值标准差。视觉刺激的方向在最下排显示。

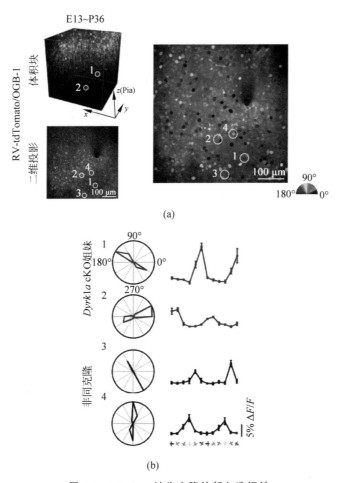

(a)

(b)

图 7.5　*Dyrk*1*a* 缺失克隆的朝向选择性

(a) 左侧为 E13 标记的 *Dyrk*1*a* mut 克隆的三维视图(上)和二维投影图(下)。1~2 号神经元为胚胎期用逆转录病毒标记的 *Dyrk*1*a* mut 姐妹神经元。x、y、z 轴的长度代表 100 μm,其方向表示克隆的空间方向,z 轴垂直于皮层表面并指向软脑膜方向。右侧为 1~2 号姐妹神经元所在平面朝向图谱的投影图。(b) 图(a)中标注的同克隆姐妹神经元(1~2)以及对照神经元(3~4)的朝向选择性。左侧为极坐标图,其最外圈标准化为该神经元最大的 $\Delta F/F$ 值。右侧为神经元在不同朝向光栅出现时标准化的荧光强度变化($\Delta F/F$)图。方形的点代表神经元对该朝向响应的平均值,误差线表示均值标准差。视觉刺激的方向在最下排显示。

比显著增加(图 7.6),这一结果表明,这 3 种自闭症基因缺失都破坏了姐妹神经元内部正常的功能运行模式,暗示了大脑新皮层内谱系相关神经元正确的环路组装以及功能执行是大脑维持正常运行模式所必不可少的。此外,3 种不同的自闭症基因缺失克隆中都表现出的谱系相关神经元功能组成异常很可能是导致其出现共同行为缺陷的共同核心机制。

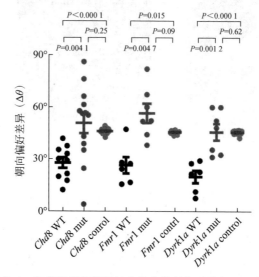

图 7.6   自闭症相关基因缺失的姐妹神经元偏好不同朝向

统计分析 WT 和 3 种自闭症基因缺失的姐妹神经元朝向选择的差异,并按照克隆平均,每个点代表一个克隆,线代表均值±均值标准误差(Chd8 WT 克隆,n=10,来自 6 只动物;Chd8 mut 克隆,n=13,来自 10 只动物;Chd8 对照组,n=23,来自 11 只动物;Fmr1 WT 克隆,n=6,来自 6 只动物;Fmr1 mut 克隆,n=7,来自 5 只动物;Fmr1 对照组,n=14,来自 9 只动物;Dyrk1a WT 克隆,n=6,来自 5 只动物;Dyrk1a mut 克隆,n=7,来自 6 只动物;Dyrk1a 对照组,n=13,来自 8 只动物;使用 Two-sided Mann-Whitney U 检验做显著性分析)。

7.4   谱系神经元恰当的功能执行影响皮层功能图谱排布

为了探究自闭症基因缺失的谱系相关神经元执行功能的紊乱对皮层整体功能图谱排布的影响,将 $Emx1\text{-}Cre$ 小鼠品系与 $Chd8^{flox}$、$Fmr1^{flox}$ 以及 $Dyrk1a^{flox}$ 小鼠品系交配,特异地在皮层兴奋性神经元谱系中敲除 $Chd8$、$Fmr1$ 和 $Dyrk1a$ 基因。同样在 P30 左右的小鼠视觉皮层进行颅窗手术,通过注射 OGB-1 来指示神经元的钙活动。在小鼠接受不同方向移动光栅视觉刺激的同时,用双光子显微镜记录视觉皮层神经元的钙活动。已知从克隆水平上,唐氏综合征模型小鼠与 3 种自闭症模型小鼠有相反的表型,即与对照相比,Ts65Dn 小鼠皮层兴奋性神经元克隆执行更为相似的功能,而 3 种自闭症基因缺失的克隆神经元则偏向执行不同的功能,为了方便对比,接下来的分析将 Ts65Dn 小鼠视觉皮层功能图谱变化一并比较。我们发现 WT 小鼠初级视觉皮层的功能成像图谱符合分散型模式,即偏好相同朝向的神经元几乎随机分布在视觉皮层;在 Ts65Dn 小鼠中可以明显发现偏好同一种朝向的神经元数量增加,伴随着偏好与该朝向垂直朝向的神经元数量减少;而在 3 种自闭症相关基因缺失的皮层中,整体神经元功能图谱排布方式与 WT 相比变化不大(图 7.7)。

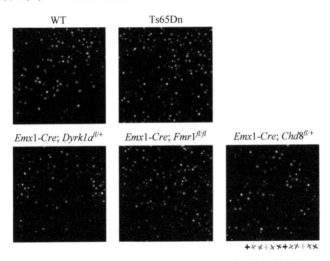

图 7.7　疾病状态下的皮层神经元功能图谱(见文前彩图)

唐氏综合征(Ts65Dn)与 3 种自闭症相关基因缺失($Emx1\text{-}Cre$;$Dyrk1a^{fl/+}$,$Emx1\text{-}Cre$;$Fmr1^{fl/fl}$,$Emx1\text{-}Cre$;$Chd8^{fl/+}$)模型小鼠的初级视觉皮层功能图谱。不同颜色表示检测到的有朝向选择性的神经元的偏好朝向,不同颜色代表的方向在右下方显示。

为了定量描述疾病状态下皮层功能图谱排布的差异,我们计算了成像平面内有朝向选择性的神经元偏好角度的差值,并以每个成像平面平均。经统计,正常小鼠初级视觉皮层神经元对不同朝向的编码相对均匀,偏好朝向的差值在 45°左右。而 Ts65Dn 小鼠初级视觉皮层神经元则主要偏好某一范围内的朝向,计算出的神经元偏好朝向差值显著低于正常小鼠。3 种自闭症基因缺失的小鼠视觉皮层神经元偏好朝向的差异值则与正常小鼠相当[图 7.8(a)]。此外,为了比较不同状态下皮层神经元功能图谱在空间位置上呈现出的差异,即偏好相似朝向的神经元是否会聚集分布在一起,我们分析了神经元与其距离最近的 10 个神经元偏好朝向的差异,发现 Ts65Dn 小鼠视觉皮层相邻神经元的偏好朝向差异显著低于正常小鼠,而 3 种自闭症模型小鼠与正常小鼠没有显著性差异[图 7.8(b)],说明 Ts65Dn 小鼠视觉皮层出现了局部的功能同质性,而 3 种自闭症模型小鼠皮层的神经元功能图谱仍保持着随机排列异质性的模式分布。接下来,为了描述不同状态下皮层神经元潜在的功能连接以及接受信息输入的异同,我们分析了小鼠视觉皮层神经元在接受移动光栅刺激时响应的噪声相关性。Ts65Dn 小鼠视觉皮层神经元的噪声相关性显著高于正常小鼠,而 3 个自闭症品系则与正常小鼠无显著差异,意味着 Ts65Dn 小鼠皮层内部可能存在广泛的循环连接网络,且神经元更可能接受共同的信息输入。这从一定程度上反映了 Ts65Dn 小鼠皮层 cPCDH 表达量的下降可能削弱了神经元之间恰当的排斥作用,使得神经元之间可以广泛地连接。

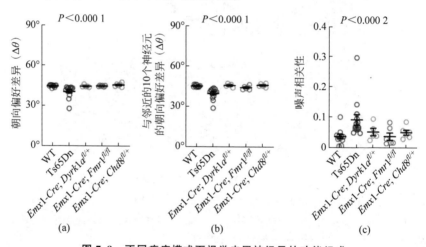

图 7.8　不同疾病模式下视觉皮层神经元的功能组成

WT,Ts65Dn,$Emx1$-Cre;$Dyrk1a^{fl/+}$,$Emx1$-Cre;$Fmr1^{fl/fl}$,$Emx1$-Cre;$Chd8^{fl/+}$ 小鼠初级视觉皮层神经元偏好朝向差异(a)、邻近的 10 个神经元偏好朝向差异(b)以及噪声相关性(c)分析,并以成像平面为单位做平均。每个点代表一个成像平面(WT,$n=11$,来自 5 只动物;Ts65Dn,$n=14$,来自 3 只动物;$Emx1$-Cre;$Dyrk1a^{fl/+}$,$n=5$,来自 3 只动物;$Emx1$-Cre;$Fmr1^{fl/fl}$,$n=6$,来自 2 只动物;$Emx1$-Cre;$Chd8^{fl/+}$,$n=6$,来自 3 只动物;使用 Two-sided Mann-Whitney U 检验做显著性分析,只标注了有显著性差异的 P 值,均为与 WT 组做比较)。

为了进一步探究 3 种状态下皮层神经元功能图谱的排列模式,我们系统性地分析了小鼠在接受不同朝向移动光栅刺激时视觉皮层神经元的荧光强度变化,并计算神经元荧光强度变化值的 Pearson 相关系数,即信号相关性。信号相关性反映了神经元对不同朝向视觉刺激的响应相似性。为了分析神经元对刺激的响应是否存在空间位置上的规律,我们按照神经元胞体的距离与信号相关性绘制散点图,并用直线拟合。我们发现正常小鼠初级视觉皮层神经元对光栅刺激响应的信号相关性与神经元之间的距离无关,且在不同距离区间内信号相关性的平均值接近 0[图 7.9(a)],意味着整体上初级视觉皮层的神经元对不同的视觉刺激存在广泛且均匀的响应,并且神经元之间没有形成局部的群组来共同响应某一刺激。相比之下,在 Ts65Dn 小鼠初级视觉皮层可以观测到,神经元信号相关性普遍高于 WT 组,并且信号相关性与神经元之间的距离呈负相关[图 7.9(b)],这意味着 Ts65Dn 小鼠初级视觉皮层神经元普遍有更为一致的响应模式,并且邻近的神经元对相同的视觉刺激有更相似的响应,说明 Ts65Dn 小鼠初级视觉皮层可能存在局部功能同质性集合。在 $Emx1\text{-}Cre$; $Dyrk1a^{fl/+}$, $Emx1\text{-}Cre$; $Fmr1^{fl/fl}$, $Emx1\text{-}Cre$; $Chd8^{fl/+}$ 3 种自闭症相关基因缺失的小鼠初级视觉皮层中,神经元的信号相关性随距离的变化差异不大,且其均值也接近 0,整体表现形式与 WT 相似[图 7.9(c)~(e)],说明在这 3 种自闭症相

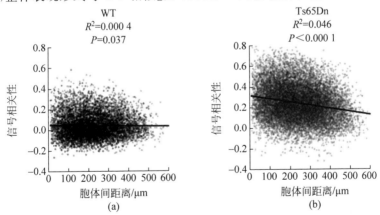

图 7.9　不同状态下初级视觉皮层神经元响应的信号相关性与距离的关系

(a) WT, $n=10\,317$;(b) Ts65Dn, $n=14\,099$;(c) $Emx1\text{-}Cre$; $Dyrk1a^{fl/+}$, $n=4\,504$;(d) $Emx1\text{-}Cre$; $Fmr1^{fl/fl}$, $n=7\,231$;(e) $Emx1\text{-}Cre$; $Chd8^{fl/+}$, $n=2\,755$ 。小鼠初级视觉皮层神经元在不同朝向移动光栅刺激时响应的信号相关性与神经元之间距离的散点图和线性拟合。

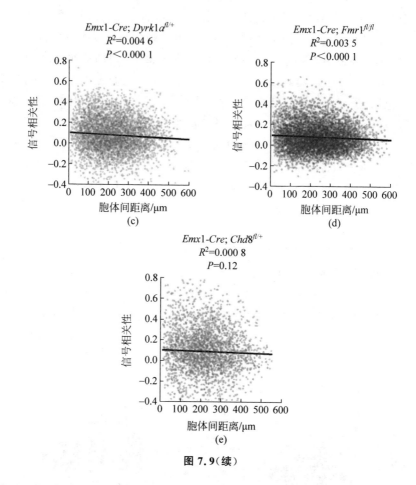

图 7.9（续）

关基因缺失的小鼠视觉皮层中，神经元对视觉刺激的响应模式与 WT 类似，仍表现出广泛表征且空间位置随机分布的模式。

　　综上所述，唐氏综合征模型小鼠皮层克隆以及 3 种自闭症基因缺失的克隆神经元在执行功能上的过相似或是差异过大最终导致了整体视觉皮层神经元功能图谱排布的差异。具体来说，唐氏综合征小鼠皮层谱系相关神经元的功能相似性增加，进一步在整体水平上加剧了皮层神经元功能表征的同质性；而 3 种自闭症基因缺失的同谱系神经元表现出的功能相似性降低对整体皮层功能组装影响不大。一个原因是小鼠视觉皮层本身就呈现近乎随机、散在分布的分散型功能组装形式,在 3 种自闭症基因缺失的皮层神经元中,谱系相关神经元差异更大的朝向选择性已经无法再加剧功能图谱的异质性。但我们猜测,在本身存在聚集分布功能图谱的高级哺乳动物(如雪貂和猕猴)中,相关自闭症基因的缺失可能会显著改变其皮层功能图谱的排列形式,或许会打乱原本聚集分布的形式,但打乱的程度还需要具体实验来验证。

7.5　自闭症小鼠皮层部分 *cPcdhs* 异构体表达量上调

唐氏综合征与自闭症模型小鼠初级视觉皮层兴奋性神经元的功能组成无论在克隆水平还是在整体水平都呈现相反的表型。已知唐氏综合征小鼠皮层神经元的 cPCDHs 表达量下降,并且高表达 DYRK1A,而 DYRK1A 的表达剂量不足则会导致自闭症样行为。因此我们想知道 *Dyrk1a* 与 *cPcdhs* 之间是否存在调控作用,此外由于 *Dyrk1a*、*Fmr1* 和 *Chd8* 条件性敲除小鼠表现出同样的自闭症表型,且在克隆水平上都使谱系相关神经元分布得更为分散,破坏了其内部的环路连接以及功能相似性,因此我们也猜想 *cPcdhs* 可能为 *Dyrk1a*、*Fmr1* 和 *Chd8* 共同作用的下游靶点。

为了验证以上猜想,我们利用 qPCR 实验检测 $Emx1\text{-}Cre$; $Dyrk1a^{fl/+}$、$Emx1\text{-}Cre$; $Fmr1^{fl/fl}$ 和 $Emx1\text{-}Cre$; $Chd8^{fl/+}$ 小鼠皮层中 *cPcdhs* 所有异构体的表达情况,并与同窝 WT 小鼠比较。在 $Emx1\text{-}Cre$; $Dyrk1a^{fl/+}$ 小鼠皮层中,$Pcdh\alpha7$、$Pcdh\alpha8$、$Pcdh\alpha9$、$Pcdh\alpha12$、$Pcdh\beta3$、$Pcdh\beta4$、$Pcdh\beta5$、$Pcdh\beta6$、$Pcdh\beta7$、$Pcdh\beta8$、$Pcdh\beta10$、$Pcdh\beta14$、$Pcdh\beta17$、$Pcdh\beta18$、$Pcdh\beta19$、$Pcdh\beta21$、$Pcdh\gamma a4$、$Pcdh\gamma a5$、$Pcdh\gamma a7$、$Pcdh\gamma a8$、$Pcdh\gamma b6$、$Pcdh\gamma a10$、$Pcdh\gamma b7$、$Pcdh\gamma c4$ 的表达量与 WT 相比有显著性升高(图 7.10);在 $Emx1\text{-}Cre$; $Fmr1^{fl/fl}$ 小鼠皮层中,$Pcdh\alpha11$、$Pcdh\gamma c2$、$Pcdh\gamma b4$、$Pcdh\gamma b11$、$Pcdh\gamma b14$、$Pcdh\gamma b5$、$Pcdh\gamma a10$、$Pcdh\gamma b7$ 和 $Pcdh\gamma c4$ 的表达量与 WT 相比有显著性升高(图 7.11);在 $Emx1\text{-}Cre$; $Chd8^{fl/+}$ 小鼠皮层中,$Pcdh\alpha5$、$Pcdh\gamma a12$ 和 $Pcdh\gamma c3$ 的表达量与 WT 相比有显著性升高(图 7.12)。这些结果表示在 3 种自闭症基因缺失的小鼠皮层中,部分 *cPcdhs* 异构体表达量显著上调,这与在 Ts65Dn 小鼠皮层中检测到的 *cPcdhs*

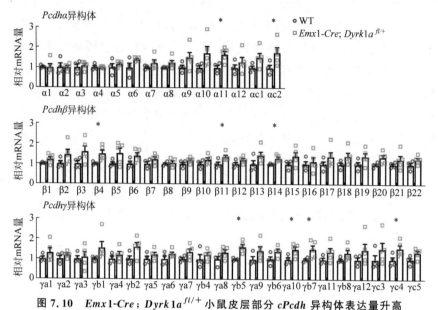

图 7.10　Emx1-Cre；Dyrk1a$^{fl/+}$ 小鼠皮层部分 cPcdh 异构体表达量升高

用 qPCR 检测 Emx1-Cre；Dyrk1a$^{fl/+}$ 小鼠皮层 cPcdh 的表达，每个点为一只小鼠（WT，$n=3$；Emx1-Cre；Dyrk1a$^{fl/+}$，$n=4$；使用 Multiple unpaired t 检验做显著性分析，$*$ 代表 $P<0.05$；$**$ 代表 $P<0.01$，无显著性差异的没有标注）。

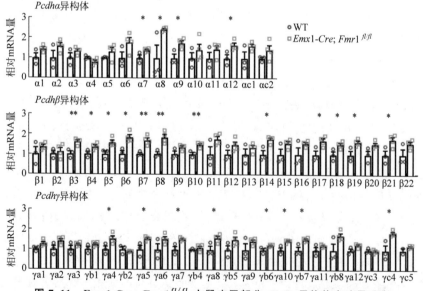

图 7.11　Emx1-Cre；Fmr1$^{fl/fl}$ 小鼠皮层部分 cPcdh 异构体表达量升高

用 qPCR 检测 Emx1-Cre；Fmr1$^{fl/fl}$ 小鼠皮层 cPcdh 的表达，每个点为一只小鼠（WT，$n=4$；Emx1-Cre；Fmr1$^{fl/fl}$，$n=5$；使用 Multiple unpaired t 检验做显著性分析，$*$ 代表 $P<0.05$，无显著性差异的没有标注）。

异构体表达量下调相反。已知 $cPcdh$ 参与调控神经元-神经元之间的排斥作用，并且仅仅过表达 $Pcdh\gamma c3$ 一个异构体就足以使得谱系相关神经元在水平方向排列得更分散且更少形成突触连接（Lv et al.，2022），在 $Dyrk1a$、$Fmr1$ 和 $Chd8$ 缺失的小鼠皮层观测到的部分，$cPcdhs$ 异构体表达量上调或许促使了谱系相关神经元在水平方向排布分散、突触连接减少以及功能相似性降低。然而 $cPcdhs$ 在自闭症表型中具体的贡献还有待进一步实验确认。

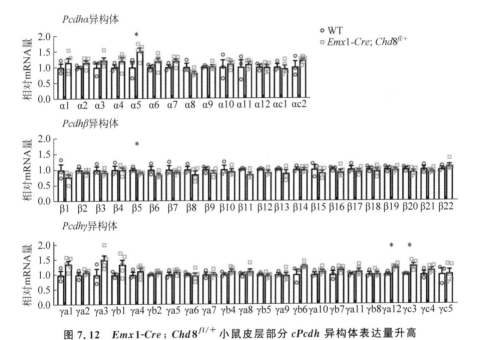

图 7.12　$Emx1\text{-}Cre$；$Chd8^{fl/+}$ 小鼠皮层部分 $cPcdh$ 异构体表达量升高

用 qPCR 检测 $Emx1\text{-}Cre$；$Chd8^{fl/+}$ 小鼠皮层 $cPcdh$ 的表达，每个点为一只小鼠（WT，$n=3$；$Emx1\text{-}Cre$；$Chd8^{fl/+}$，$n=5$；使用 Multiple unpaired t 检验做显著性分析，* 代表 $P<0.05$，无显著性差异的没有标注）。

7.6　小结和讨论

本章主要探讨了在唐氏综合征以及自闭症这两种神经系统性疾病中皮层兴奋性神经元克隆内部的功能组装以及初级视觉皮层神经功能图谱排布的变化。在唐氏综合征模型小鼠 Ts65Dn 中，皮层神经元的 $cPcdhs$ 表达量下降,削弱了原本由 $cPcdhs$ 介导的表姐妹神经元之间的排斥作用,使得同谱系神经元执行的功能更为一致。而在 $Chd8$、$Fmr1$ 和 $Dyrk1a$ 这 3 种自闭症相关基因缺失的克隆中,姐妹神经元的偏好朝向变得不再一致,同谱系神经元功能差异增加。我们进一步检测到在 $Chd8$、$Fmr1$ 和 $Dyrk1a$ 缺失的皮层中 $cPcdhs$ 表达量上调,这与 $cPcdhs$ 参与调控神经元之间的排斥作用以及其过表达导致谱系相关神经元之间的突触连接减少相吻合。与克隆水平的变化一致,我们在整体水平上也观测到相应的皮层功能图谱组成形式变化,即 Ts65Dn 小鼠初级视觉皮层神经元的功能同质性增加,呈现出更一致的朝向表征,并出现局部功能集合,而 3 种自闭症基因缺失的小鼠初级视觉皮层功能图谱仍保持分散型的组成形式。

结合实验室其他相关工作,在 Ts65Dn 小鼠皮层中标记的克隆其神经元之间以及克隆内部神经元最大的水平距离都显著小于 WT 克隆,再次验证了皮层神经元中 $cPcdhs$ 表达量下调会使得克隆神经元的横向空间排列变得更紧密。同时,在 $Chd8$、$Fmr1$ 和 $Dyrk1a$ 这 3 种自闭症相关基因缺失的克隆中发现,克隆神经元的横向距离增加,在水平方向变得更分散,说明 $cPcdhs$ 表达量变化除了之前被报道的可以调节神经元树突与轴突的分布,也可以调节神经元胞体的空间位置。此外,Ts65Dn 小鼠 E11~E12 标记的克隆内部神经元的突触连接概率显著高于同时期标记的 WT 克隆;而在 3 种自闭症基因缺失的克隆中检测到姐妹神经元之间原本优先形成化学突触连接的表型消失,其化学突触连接概率与非同克隆神经元相当。

结合本章研究工作所发现的两种疾病模型小鼠皮层中同克隆神经元执行功能的差异,以及最终影响皮层神经元功能图谱的改变,我们可以认为克隆(皮层发育功能单元)内部恰当的空间排列、突触连接以及功能组装是大脑正常运行、行使其功能的关键。如果克隆内部神经元的空间结构、连接以及功能发生改变——空间排列上无论过密过疏,突触连接上无论过多过少,功能选择上无论过相似还是差异过大都会打破发育功能单元内部神经元恰当的运作,最终导致皮层神经元运行模式发生变化,诱发一系列疾病(图 7.13)。除此之外,唐氏综合征以及自闭症状态下克隆水平的变化引发的皮层神经元功能组装的缺陷多大程度上导致了唐氏综合征、自闭症患者的认知障碍以及其他相关行为学表型,需要进一步探究。

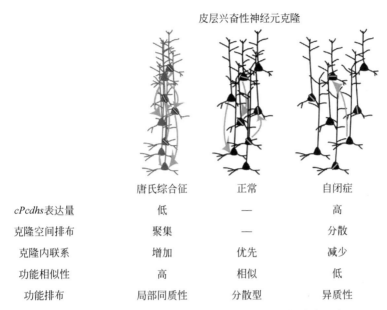

	唐氏综合征	正常	自闭症
*cPcdhs*表达量	低	—	高
克隆空间排布	聚集	—	分散
克隆内联系	增加	优先	减少
功能相似性	高	相似	低
功能排布	局部同质性	分散型	异质性

图 7.13　不同状态下同克隆神经元的排布、连接与功能形式

在唐氏综合征、正常以及自闭症状态下大脑新皮层兴奋性克隆内部神经元的 *cPcdhs* 表达量、空间排列、突触连接、行使功能以及皮层功能图谱的变化。箭头表示化学突触连接，短线条表示神经元的偏好朝向。

第8章 总结与展望

第3~7章对本研究结果做了分步的阐述。本章将对所有内容进行归纳总结,并结合目前已经开发成熟的新技术以及领域内的相关研究进展对课题接下来的研究方向进行展望。

8.1 总　　结

大脑新皮层兴奋性神经元的产生和迁移是高度模式化的,赋予了神经元之间错综复杂的亲缘关系以及空间排布方式。在本研究中,我们发现兴奋性神经元的亲缘关系以及空间排布方式与神经元之间的突触连接和执行的功能息息相关,细胞表面黏附分子 *cPcdhs* 在其中起到重要调控作用,具体如下。

由不对称分裂 RGPs 产生的姐妹神经元,在皮层中无论是何种空间排列方式都会优先形成化学突触连接,而 RGPs 经由对称分裂紧接着进行不对称分裂产生的两组神经元(也就是表姐妹神经元)会拮抗水平方向的突触形成。在皮层的发育过程中,兴奋性神经元的亲缘关系以及空间分布对突触的连接进行复杂的调控,并从根本上影响了局部神经环路的连接与功能。

神经元间的突触连接意味着其更有可能执行相似的功能。以位于视觉皮层的克隆为出发点,检测神经元对不同朝向移动光栅的响应情况。我们发现无论垂直亦或水平排列的姐妹神经元都有相似的偏好朝向,说明姐妹神经元作为皮层信息处理的一个基本单位执行相同的生理功能。而表姐妹神经元偏好不同的朝向,尤其是水平排列的表姐妹神经元偏好差异更大的朝向,甚至存在互相垂直的朝向偏好。姐妹神经元与表姐妹神经元之间不同的突触连接和功能相似性很好地预测了新皮层神经元功能图谱:水平方向排列的表姐妹神经元拮抗突触形成并偏好几乎垂直的朝向导致小鼠初级视觉皮层形成了分散且混杂的神经元功能图谱(图8.1)。

除由感觉信息输入引发的神经元响应外,神经元的自发活动相关性反

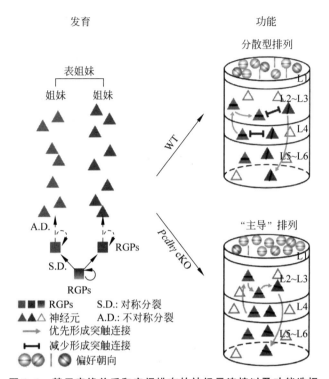

图 8.1 基于亲缘关系和空间排布的神经元连接以及功能选择

RGPs 经由不对称分裂产生的神经元称为姐妹神经元，RGPs 经由对称分裂产生的两组姐妹神经元互称为表姐妹神经元。姐妹神经元之间优先形成化学突触连接，并有相似的朝向选择性。水平排列的表姐妹神经元拮抗突触形成，且偏好不同的朝向，最终导致小鼠初级视觉皮层的功能图谱表现出分散型模式。Pcdhγ 条件性敲除，削弱了水平排列的表姐妹神经元之间的排斥作用，使得表姐妹神经元偏好更相似的朝向，造成皮层功能图谱呈现有主导朝向的排布模式。

映了皮层内神经元的互作和接受相同神经元输入的概率。同样的，我们发现姐妹神经元之间有更同步的神经元自发活动，而表姐妹神经元之间尤其是位于皮层第 4 层的表姐妹神经元之间的发放同步性最低，暗示了姐妹神经元之间有更多的潜在连接，在有自下而上的感觉信息输入时也能被同步激活，而表姐妹神经元之间的连接较少，也很少接受皮层下共同的输入。

　　表姐妹神经元在功能选择上拮抗的效应部分是由 cPCDHs 介导的。与果蝇中 Dscam1（Down syndrome cell adhesion molecule1）家族类似，哺乳动物中的 cPcdhs 介导了神经元之间的互相识别和突触形成。前人的报道发现 cPCDHs 参与调控神经元的存活、神经突的自我回避和突触形成（Kohmura et al.，1998；Sanes et al.，2020；Thu et al.，2014；Wu et al.，

1999)。我们首次发现cPCDHs在调控皮层神经元功能图谱中的作用：去除PCDHγ后，神经元功能图谱在整体上变得更加统一，差异性更小。这是因为移除PCDHγ削弱了表姐妹神经元水平方向的排斥，从而消除了小鼠初级视觉皮层神经元功能图谱的局部异质性(图8.1)。

此外，在唐氏综合征模型小鼠皮层中，由于*cPcdhs*表达量下调，其表姐妹神经元的功能差异被消除，使得同克隆神经元有更一致的朝向选择性，并且初级视觉皮层的功能图谱更加趋同，存在局部同质性。在*Chd8*、*Fmr1*和*Dyrk1a*这3种自闭症相关基因缺失的克隆中，姐妹神经元之间一致的生理功能也遭到破坏。综合两种疾病模型的研究，我们认为谱系依赖的神经环路精准组装与运行对皮层正常功能的运作至关重要。

综上所述，由单个RGP经过不对称分裂产生的姐妹神经元沿着相同的迁移路径，径向排布在皮层的各个层，其内部存在广泛的连接并执行一致的生理功能，可以视为皮层中的信息处理单元——发育功能柱。而表姐妹神经元拮抗水平方向的突触形成，并在水平方向展现出较大的功能差异性，造成了皮层功能图谱的局部异质性。这其中cPCDHs在单细胞分辨率下对依赖于发育起源和空间排布方式的新皮层兴奋性神经元的功能图谱排布进行了精细的调节。此外，在唐氏综合征与自闭症的小鼠皮层中，谱系相关神经元空间排列、突触连接以及功能执行上均出现了缺陷，暗示着发育功能柱内部恰当的连接与运行对大脑维持正常的运作模式至关重要。据了解，我们的研究工作首次报道了皮层功能图谱形成的普遍发育机制，并指出*cPcdhs*在其中重要的调控作用。在疾病状态下，基于克隆水平的研究也为进一步探索疾病的发病机制及后期治疗提供新思路。

8.2　展　　望

上述研究填补了小鼠新皮层功能图谱形成机制的空白，首次将皮层神经元的功能排布与发育起源联系在一起，并发现了可以精细调控功能图谱组装的分子机制，并从克隆水平揭示了自闭症与唐氏综合征两种疾病状态下，大脑皮层运行异常的潜在机制。此研究结论也启发了一系列相关的研究方向，接下来将一一进行探讨。

8.2.1　高等哺乳动物皮层功能图谱形成的发育机制探讨

基于小鼠新皮层谱系相关环路连接以及功能的研究，同克隆来源的姐妹神经元沿着共同的母本 RGP 放射状纤维向软脑膜方向迁移,最终径向排列在皮层的各个层,形成一个个发育柱。并且姐妹神经元在早期存在优先的电突触连接,在电突触消失后又优先形成化学突触连接并执行相同的功能(He et al.,2015;Li et al.,2012;Yu et al.,2009,2012)。这和存在于高等哺乳动物新皮层中的功能柱概念极其相似。也就是说姐妹神经元构成了皮层中处理信息的一个基本单位,暗示发育柱极可能构成了功能柱。由于小鼠新皮层发育功能柱内神经元(单个 RGP 进行不对称分裂产生的姐妹神经元)数目有限,且径向排列在皮层的不同层,因此在一个水平面上只能观测到约一个来源于同一个发育功能柱的神经元,也就检测不出高等哺乳动物皮层中那种执行相同功能神经元聚集排列在一起的功能图谱。但我们认为小鼠皮层中仍然存在功能柱,只是在单个克隆水平上,由来源于同一个 RGP 的发育单位——姐妹神经元构成。

　　然而在高等哺乳动物(比如猫和猕猴)中,由于大脑新皮层的扩增,由单个 RGP 产生的姐妹神经元数量远多于小鼠,基于小鼠新皮层中神经元产生以及迁移的研究,高等哺乳动物新皮层中的姐妹神经元很有可能拥有相同的迁移轨迹,存在更多的突触连接并执行相似的生理功能,并且它们聚集分布在一起,垂直排布在大脑皮层中,也就构成了皮层中的功能柱。实际上,我们在对皮层功能图谱的模拟中发现,如果增加单个 RGP 的产出,也就是提高姐妹神经元的占比,会使拟合出的新皮层功能图谱由分散型模式逐渐转变为聚集排列的形式。

　　此外,在高等哺乳动物大脑新皮层的发育过程中出现了不同种类的干细胞,如外侧放射状胶质干细胞(outer radial glial progenitors,oRGs)可以进行额外的增殖分裂,使得大脑皮层得以快速扩张。oRGs 由 RGPs 产生,并同样可以经过多轮对称分裂直接或者间接通过 IPs 产生神经元。有报道称,在新生神经元的迁移过程中,RGPs 的放射状胶质纤维会中断,迫使神经元改变迁移路径,沿着 oRGs 的放射状胶质纤维迁移,使得皮层进行切向扩张。那么,在高等哺乳动物大脑新皮层中更加复杂的亲缘关系以及错综复杂的迁移模式情况下,神经元之间的突触连接以及功能排布方式又是由什么主导的呢? 这也是接下来一个很重要的研究方向。

　　雪貂作为有折叠皮层,且拥有聚集形式功能柱的模式动物是研究上述问题的最佳选择之一。我们计划在雪貂胚胎期通过子宫内胚胎注射或者遗传学手段标记不同时期的 RGPs 或 oRGs 及其子代细胞。一方面通过脑片电生理记录不同发育起源、不同空间排布的神经元之间的突触连接概率,另一方面通过带有 GCaMP 元件的 AAV 病毒感染或 OGB-1 注射等方式结合双光子钙成像来探究雪貂皮层中不同亲缘关系、不同空间排布的神经元的功能特性。

除此之外,目前针对高等哺乳动物皮层功能柱的研究都集中在回部,而皮层沟部由于向内折叠且位置较深,很难用成像手段来检测到其神经元的功能偏好。目前,对折叠皮层沟部神经元的功能以及神经元之间的连接都没有很好的研究。从皮层沟和回的结构特征可以发现,回部皮层较厚,且神经元的排布呈扇形伸展;而沟部皮层较薄,在沟的底部还存在一些横向伸展的神经元(Smart et al.,1986a,1986b)。这暗示了皮层沟部和回部神经元的产生、迁移以及连接模式或许存在差异。位于回部的神经干细胞可能有更强的增殖能力,来产生数量更多的姐妹神经元聚集地贯穿皮层排列,构成皮层功能柱。而皮层沟部的神经干细胞数量和种类可能较少、分裂能力和速度或不及回部,导致单个 RGP 的产出较少,如果检测沟部神经元的功能图谱很可能更类似于小鼠分散型的排列模式。

8.2.2　双胞胎神经元在神经环路及功能网络中扮演的角色探讨

根据神经元来源,大脑新皮层神经元间的亲缘关系除姐妹、表姐妹以外,还有一种亲缘关系程度更近的双胞胎(twins)关系。我们将由 IPs 产生的,一般是进行一次终极分裂产生的两个神经元定义为双胞胎神经元。单个 IP 产生的两个神经元在形态上极其相似,并且由于它们是同一时间点产生的,迁移路径几乎一致,最终在皮层中的排列位置也很接近,因此我们将其称为双胞胎神经元。那么这种亲缘关系最近的神经元之间的突触连接以及执行的功能是什么样的,是我们未来需要探索的方向。有了这一部分的结论支撑,我们就可以将新皮层中兴奋性神经元的发育起源,即亲缘关系与其成熟后在功能环路组装中的特性全部解析,为进一步理解大脑新皮层的组装与运作提供理论基础与研究方向。此外,我们可以运用谱系相关的神经元功能连接特性,以及新皮层中神经元的构成数据,搭建一个人工神经网络框架,在计算机中模拟生成一个皮层计算单元,用来处理实际的任务,相信整合了真实的大脑新皮层运算数据后,人工神经网络的运算效率以及准确性都会得到提升。

具体来说,我们的一种研究设想是用 *Tbr2-CreER*(*Tbr2* 在 IP 中高表达)和一个报告小鼠交配,在胚胎的不同时期标记 IPs 产生的双胞胎神经元。同样结合电生理记录和双光子钙成像手段来解析双胞胎神经元之间的突触连接以及功能特性。此外，根据我们前期的克隆重构结果，IPs 产生的双胞胎神经元在皮层中存在水平的排列也存在垂直的排列方式，那么不同空间分布的双胞胎神经元的连接和功能组成又是什么样的呢？这也是一个值得研究的问题。

另一种方案，我们可以在本研究采集过的克隆中寻找双胞胎神经元，并分析双胞胎神经元在新皮层运算中扮演的角色。为了在 RGPs 克隆中找到双胞胎神经元，我们首先需要重构出真实双胞胎神经元的形态和在皮层中分布的位置信息（利用 *Tbr2-CreER* 和报告小鼠），进一步根据双胞胎神经元典型的相似的形态特征以及邻近的空间位置信息来训练一个神经网络，做到双胞胎神经元的"神经元识别"，之后用训练好的网络在目前重构好的克隆中找到双胞胎神经元，分析其突触连接概率以及朝向选择性的相似度。

至此，就可以将小鼠中各种亲缘关系神经元之间的连接与功能特性全部弄清楚，相信对我们理解皮层的组装与运行机制会有巨大的帮助。

8.2.3　新皮层功能图谱形成的其他机制探讨

我们的研究表明，由姐妹神经元组成的发育柱是新皮层中功能柱的基础，表姐妹神经元的加入分散了姐妹神经元组成的功能单元，从而使小鼠初级视觉皮层呈现出分散型的功能组成。此外在高等哺乳动物新皮层中，随着姐妹神经元的比例增加，局部区域内执行相同功能的神经元比例增加，也就构成了聚集排列的功能柱形式。然而，我们并不认为这是皮层功能图谱形成的唯一方式，其余的形成机制，比如皮层神经元接受丘脑投射的模式以及皮层中抑制性神经元对兴奋性神经元特异的抑制模式都可能共同决定了皮层功能图谱的形成。

视觉皮层神经元的朝向选择性是怎样产生的？是丘脑外侧膝状核（lateral geniculate nucleus，LGN）的输入汇聚决定的还是由皮层神经元之间的相互作用产生的已经存在广泛的讨论。目前多数研究认为 LGN 中的集群输入汇聚到视觉皮层第 4 层神经元上，使其产生空间上分离但有部分重合的亮（ON）和暗（OFF）子空间，就此产生了对特定朝向的明暗边界敏感的朝向选择性（Clay et al.，1995；Ferster et al.，1996；Li et al.，2013；Lien et al.，2013）。例如在早期就有理论（Miller，1994；Ringach，2004）以及实验证据表明，视觉皮层神经元的朝向选择性与 ON 和 OFF 视觉刺激的空间位置排列密切相关。其中在树鼩、猫和猕猴的视觉皮层中都发现，ON 和 OFF 子感受野在空间中的组织形式以 OFF 为主的子感受野为中心，两侧加以 ON 为主的子感受野。其朝向选择的柱状功能图谱就是由丘脑中 ON 和 OFF 输入排列产生的（Kremkow et al.，2016；Lee et al.，2016）。此外，在小鼠这种没有明显柱状功能图谱的物种中，其视觉皮层神经元朝向选择性的产生也是来自 ON 和 OFF 输入的拓扑结构，并且发现 ON-OFF 拓扑结构重合的神经元之间存在更多的突触连接（Cossell et al.，2015；Smith et al.，2010）。也就是说 ON 和 OFF 输入的拓扑结构塑造的皮层间的环路连接在不同物种中都是普遍存在的，但在小鼠的视觉皮层中，即使邻近的神经元也有非常不同的感受野，这就导致了小鼠视觉皮层展现出分散型随机分布的功能图谱（Bonin et al.，2011；Cossell et al.，2015）。

近期也有研究表明，视网膜细胞到视觉皮层神经元的采样率是决定不同物种视觉皮层功能图谱呈现聚集排列或分散型模式的关键因素（Jang et al.，2020；Song et al.，2021）。这两项研究从之前丘脑输入的感受野排布再向前推了一层，到了视网膜细胞的 ON-OFF 感受野层次，该理论也能很好地预测不同物种皮层功能图谱的排列方式。

以上研究表明，新皮层功能图谱的形成部分取决于新皮层神经元接受丘脑输入的模式。接下来我们也想进一步探究不同亲缘关系的神经元是如何接受丘脑的信息输入的。我们计划利用遗传学手段在丘脑神经元中特异性表达光遗传蛋白 channelrhodopsin-2（ChR2），例如将 *Olig3-Cre* 和 *Ai32*（RCL-ChR2/EYFP）转基因小鼠交配，特异性地在丘脑神经元中表达 ChR2 光敏蛋白。同时在小鼠胚胎期的 E11 或 E13 通过胚胎脑室内注射逆转录病毒的方式来标记不同亲缘关系神经元组成的克隆。在小鼠出生后，用脑片电生理的方法记录位于丘脑输入皮层（例如体感觉皮层、视觉皮层和听觉皮层）的克隆相关神经元对丘脑神经元投射过来的轴突的响应。为了达到上述实验目的，我们需要在电生理设备上搭建光遗传系统，通过振镜的快速移动实现对丘脑神经元投射到皮层轴突的精准激活，同时用电生理记录克隆相关神经元的响应情况，一方面检测神经元之间是否存在突触连接，另一方面检测它们是否接受丘脑神经元的共同输入。最终系统地分析不同亲缘关系神经元，例如姐妹神经元和表姐妹神经元接受相同丘脑神经元输入的概率。至此可以从神经元接受皮层下输入的层面解释不同亲缘关系神经元的连接模式以及执行功能相似性的差异。当然皮层内的环路连接与丘脑的输入是相辅相成的，有相同功能的神经元形成部分重叠的子网络，在这些子网络中，反复的激活会促进神经元在接受丘脑信息输入时对其偏好刺激而不是其他刺激响应（Li et al.，2013；Li et al.，2013；Lien et al.，2013）。因此,将皮层内部的环路连接与丘脑神经元特定的输入模式相结合将有助于我们更全面地理解大脑新皮层神经功能图谱的形成机制。

皮层中抑制性中间神经元是由 MGE、CGE 以及 PoA 的多个谱系发展而来的(Bandler et al.,2017；Wonders et al.,2006)。目前已经有很多研究使用逆转录病毒和条形码标记对抑制性神经元进行谱系追踪,试图探索谱系依赖的抑制性神经元功能,但目前仍没有一个被普遍接受的定论(Brown et al.,2011；Ciceri et al.,2013；Harwell et al.,2015；Mayer et al.,2015,2016；Sultan et al.,2016；Turrero et al.,2016)。因此,皮层中谱系依赖的抑制性神经元的排布和功能连接,以及其对周围兴奋性神经元的调控作用仍有待探索。

此外,小鼠视觉皮层中的抑制性神经元对多个朝向的移动光栅都有响应,没有特异的朝向选择性(Bonin et al.,2011；Hofer et al.,2011；Kerlin et al.,2010)。但在雪貂等高等哺乳动物的视觉皮层中,抑制性神经元也有特异的朝向选择性,并且存在聚集排列的功能图谱(Wilson et al.,2017),这可能和抑制性神经元广泛接受周围兴奋性神经元的输入有关(Bock et al.,2011；Hofer et al.,2011；Pourquier et al.,1987)。与这种广泛连接一致的是,抑制性神经元的功能选择性几乎接近周围兴奋性神经元功能选择的平均值(Harris et al.,2013)。在小鼠皮层神经元分散随机排布的功能模式下,抑制性神经元广泛接受周围各种朝向选择性的兴奋性神经元输入,因此表现出广泛响应的模式。而在雪貂等有明确功能图谱的皮层中,抑制性神经元周围的兴奋性神经元有一致的功能选择性,因此抑制性神经元也获得了同样的功能选择性,并也能形成特定的朝向选择图谱。这种在高等哺乳动物新皮层中的抑制性神经元同样以聚集排列的功能图谱存在的意义也有待进一步探讨。

除此之外,皮层神经元接受兴奋性和抑制性输入的模式仍存在争议。部分研究认为皮层神经元接受兴奋性和抑制性的输入是协同调谐(co-tuned)的,也就是说兴奋性输入增加的同时对目标神经元的抑制性输入也会增加,反之亦然(Isaacson et al.,2011)。这种同增同减的模式有利于皮层状态的稳定或约束神经元在接受感觉信息输入时的活动(Miller,2016；Rubin et al.,2015)。另一部分研究认为兴奋性和抑制性输入在功能上也可以根据感觉信息输入和行为状态进行独自调谐(differentially tuned),即不平衡的。例如在清醒小鼠的视觉皮层中,兴奋性和抑制性输入的比例取决于呈现给小鼠的视觉刺激的强度(对比度)(Adesnik,2017)。在雪貂的视觉皮层发现,正是在非偏好运动方向的不对称抑制才使得神经元产生了方向选择性(direction selectivity)(Wilson et al.,2018)。近期一项在小鼠视觉皮层开展的工作也发现由于突触前兴奋性和抑制性神经元在感受野排布和作用时间上存在偏差,最终使得突触后神经元产生不对称的方向选择性(Rossi et al.,2020)。此外,不同类型的抑制性神经元在其中扮演的角色也很可能不同,比如表达小白蛋白(paralbumin,PV)的抑制性神经元在皮层中局部投射,可以抑制较小(弱)的信息输入,而大(强)的信息输入则是由表达生长抑素(somatostatin,SOM)的抑制性神经元起作用(Adesnik et al.,2012)。这些工作都说明抑制性神经元在塑造皮层功能以及环路连接中都起到了必不可少的作用,但其是如何与谱系相关神经元相互作用的,或谱系相关的抑制性神经元是如何调控皮层功能图谱的排布还是未知,但却是一个很有意义的研究方向。

8.2.4　姐妹神经元编码信息能力的探讨

实际上,皮层中的神经元会接受成千上万个神经元的输入,姐妹神经元的互相连接只是其中的几个个例,那么神经元为什么会主要与其姐妹神经元保持一致的响应、执行相似的功能呢?其实神经元不是完全均等地听取所有和其有连接的神经元的输入,而是更倾向于听从那些最有影响力的神经元,也就是执行相同功能神经元的信息。这一方面反映在小鼠视觉皮层中,少数强突触连接都源自与突触后神经元有相似感受野的神经元。相比之下,大量的弱连接来自具有不同感受野的神经元(Cossell et al.,2015)。另一方面,有相同朝向选择性的神经元之间形成的突触具有大的突触后致密区,这也反映了神经元之间的连接强度(Lee et al.,2016)。也就是说,神经元间突触耦合的强度反映了功能耦合的强度,这种关系的产生可能源自基于相关性的学习规则(Clopath et al.,2010;Ko et al.,2013)。

由于姐妹神经元执行相似的功能,所以我们猜想姐妹神经元之间的连接强度应该强于与其他神经元的连接,并且姐妹神经元作为一个单元来编码信息的能力应该也比随机选择的一些神经元编码信息的能力强。当下,随着双光子成像和光遗传操纵的结合(Carrillo-Reid et al.,2019;Mardinly et al.,2018;Marshel et al.,2019;Packer et al.,2015;Yang et al.,2018),我们可以直接操纵与行为相关的神经元,来检测神经元活动与行为产生的因果性,而不是仅仅停留在之前探讨的相关性层次。例如我们设计一个与感知偶联的 go/no-go 实验,让小鼠通过行为来判断接受到的外界刺激种类,并同时监视对某种刺激响应的神经元,之后选择性地激活其中几个神经元观察小鼠是否执行对应的行为。在此过程中我们猜想激活对该刺激响应的姐妹神经元比起激活数目相当的非克隆相关神经元会更大概率诱导出对应行为。这样可以证明姐妹神经元作为一个整体共同参与任务的执行,并且有更强、更高效的编码能力。

8.2.5　构建大脑感知计算核心单元模型的探讨

如今,神经网络以及人工智能领域发展迅猛,越来越多的神经科学家也投入精力共同开发脑启发的人工智能。神经网络的一些概念和框架的设计借鉴了大脑处理信息时的环路级联连接,比如卷积神经网络的搭建灵感来自大脑视觉通路接受视觉信息输入时的环路连接,并且将视觉皮层神经元的感受野性质融入其中。但实际上神经网络的运行模式与真正的大脑运算还相差甚远。例如神经网络只涉及层与层之间的连接,很少考虑层内神经元的互作。此外目前的神经网络算法引入的学习机制和反馈机制还过少,与大脑内神经元随着外界环境变化而实时优化的环路连接有所不同。并且目前的神经网络计算需要消耗大量的计算资源,与大脑的能耗需求截然不同。

针对以上问题,我们可以试图从大脑皮层真正的连接和计算框架出发来构建一个更经济、高效的大脑感知计算核心单元。本研究解析的在大脑皮层发育过程中精确的谱系依赖的环路组装可以作为新型大脑感知计算单元的框架基础。在此基础上引入长程的信息输入,对应的是以姐妹神经元为基础的微环路与上游脑区对应的微环路之间的连接(Ren et al.,2019)。神经元之间连接权重的定义可以依照突触的强度,比如通过电镜水平对姐妹神经元的精细结构进行重构,根据神经元之间形成突触的大小来定义突触强度。当然神经元之间的连接权重不是固定不变的,而是随着神经元执行的功能处于实时动态变化中的,根据活体钙成像可以获得神经元活动的动态变化,结合外界信息输入来充分解析神经元在处理某些任务时的环路动态连接。在这里也可以引入特定的行为范式,探索在学习过程中神经元连接以及权重的动态变化。

最终,以谱系相关神经元的环路连接为基本框架,并且引入学习机制动态变化构建出的大脑感知计算核心单元应该是一种更高效的神经网络,相信会促进脑科学以及人工智能领域的共同发展。

此外,我们也可以借助神经网络算法来解析自闭症小鼠皮层神经元解码与编码能力存在的问题,并试图通过参数优化或者改变神经网络的连接结构来修正不健全的自闭症模型小鼠皮层运作,使得优化后网络的计算能力可以与由正常小鼠皮层神经元编码与解码构建的神经网络能力相当。通过自闭症模型神经网络中结构与参数的重新优化,可以帮助我们理解自闭症患者大脑运算存在的问题,并找到一些潜在的治疗手段。

8.2.6　疾病模式下大脑新皮层功能紊乱的探讨

由谱系相关神经元构成的发育功能柱可以被视为皮层执行功能的基本单元。在本研究的3种自闭症相关基因缺失的克隆中,原本执行相似生理功能的姐妹神经元的功能异质性增加,不再作为一个功能单元来联合执行功能。这也就暗示了在有干扰噪声输入的条件下,响应相同刺激的神经元数量可能会减少,意味着神经元编码的保真性与鲁棒性下降。与之相反,在唐氏综合征小鼠模型中,原本执行不同功能的表姐妹神经元的异质性被削减,神经元功能彼此趋同,这虽然增强了神经元编码的鲁棒性,但也增加了神经元功能上的冗余性,降低了神经元编码效率。因此姐妹神经元的功能同质性与表姐妹神经元的功能异质性的平衡是维持大脑神经编码既可靠又高效的关键,克隆神经元执行恰当的生理功能是大脑正常运作的基础。

目前普遍认为唐氏综合征患者 DYRK1A 的表达剂量过高是其产生智力障碍以及认知障碍的关键因素,因此对唐氏综合征患者的治疗多数聚焦于使其 DYRK1A 表达量下调恢复至正常水平的方式。据报道表没食子儿茶素没食子酸酯(Epigallocatechin-3-gallate,EGCG)是 DYRK1A 的抑制剂,可以显著性抑制 DYRK1A 的激酶活性。并且有研究发现给幼年的唐式综合征患者服用 EGCG 后可以部分缓解其认知障碍以及面部骨骼发育异常(De la Torre et al. ,2014;Starbuck et al. ,2021)。在研究工作中,我们发现与正常二倍体小鼠相比,Ts65Dn 小鼠大脑新皮层中谱系相关神经元排列得更为紧凑,其内部存在更广泛的突触连接,执行更加一致的功能,且其视觉皮层功能图谱呈现出明显有偏向性的分布。那么我们想进一步了解,在给小鼠喂食含 EGCG 的食物或水,有效抑制 Dyrk1a 的表达后,随着小鼠认知障碍的缓解,其在克隆水平表现出的神经元排列、连接以及功能异常是否也能够有所改善。这部分结果将进一步提示我们谱系相关神经元组成的皮层功能基本单元的恰当运行对大脑执行正常功能的贡献。

结合之前的研究工作,我们知道 cPCDHs 与谱系相关的模式化表达是维持大脑新皮层神经元排布、环路形成以及功能组装的关键因素。唐氏综合征患者大脑新皮层 cPCDHs 表达下调，使得同谱系神经元排布过近，形成过多的突触连接并执行过度重复的功能。而在 $Chd8$、$Fmr1$ 和 $Dyrk1a$ 这 3 种自闭症相关基因缺失的克隆中发现的姐妹神经元在皮层中水平排列过于分散，内部突触连接过少，以及执行功能的异质性增加很有可能是受其皮层中 cPCDHs 广泛上调所影响。那么如果我们在这 3 种自闭症模型小鼠中抑制 cPCDHs 的表达，将其表达量纠正回正常水平，是否可以改善克隆相关神经元在排布、连接和功能上的异常，进一步缓解自闭症样表型呢？这也将是我们后续的一个研究方向。

参 考 文 献

ADESNIK H,2017. Synaptic mechanisms of feature coding in the visual cortex of awake mice[J]. Neuron,95(5): 1147-1159.

ADESNIK H,BRUNS W,TANIGUCHI H,et al. ,2012. A neural circuit for spatial summation in visual cortex[J]. Nature,490(7419): 226-231.

AHMED B,ANDERSON J C,DOUGLAS R J,et al. ,1994. Polyneuronal innervation of spiny stellate neurons in cat visual cortex[J]. Journal of Comparative Neurology, 341(1): 39-49.

ANG E S B C,HAYDAR T F,GLUNCIC V,et al. ,2003. Four-dimensional migratory coordinates of gabaergic interneurons in the developing mouse cortex[J]. Journal of Neuroscience,23(13): 5805-5815.

ANTHONY T E,KLEIN C,FISHELL G,et al. ,2004. Radial glia serve as neuronal progenitors in all regions of the central nervous system [J]. Neuron, 41 (6): 881-890.

ARGUELLO P A,GOGOS J A,2012. Genetic and cognitive windows into circuit mechanisms of psychiatric disease[J]. Trends in Neurosciences,35(1): 3-13.

ARRANZ J,BALDUCCI E, ARATÓ K, et al. , 2019. Impaired development of neocortical circuits contributes to the neurological alterations in DYRK1A haploinsufficiency syndrome[J]. Neurobiology of Disease,127: 210-222.

BANDLER R C,MAYER C,FISHELL G,2017. Cortical interneuron specification: the juncture of genes,time and geometry[J]. Current Opinion in Neurobiology, 42: 17-24.

BARRES B A,2008. The mystery and magic of glia: a perspective on their roles in health and disease[J]. Neuron,60(3): 430-440.

BOCK D D,LEE W C A,KERLIN A M,et al. ,2011. Network anatomy and in vivo physiology of visual cortical neurons[J]. Nature,471(7337): 177-182.

BONIN V,HISTED M H,YURGENSON S,et al. ,2011. Local diversity and fine-scale organization of receptive fields in mouse visual cortex[J]. Journal of Neuroscience, 31(50): 18506-18521.

BRAITENBERG V, SCHÜZ A, 2013. Cortex: statistics and geometry of neuronal connectivity[M]. Springer Science & Business Media.

BRASCH J, GOODMAN K M, NOBLE A J, et al. ,2019. Visualization of clustered protocadherin neuronal self-recognition complexes[J]. Nature,569(7755): 280-283.

BREUNIG J J, HAYDAR T F, RAKIC P,2011. Neural stem cells: historical perspective and future prospects[J]. Neuron,70(4): 614-625.

BROWN K N, CHEN S, HAN Z, et al. ,2011. Clonal production and organization of inhibitory interneurons in the neocortex[J]. Science,334(6055): 480-486.

BUTT S J B, FUCCILLO M, NER Y S, et al. ,2005. The temporal and spatial origins of cortical interneurons predict their physiological sub type [J]. Neuron, 48 (4): 591-604.

CADWELL C R, SCALA F, FAHEY P G, et al. ,2020. Cell type composition and circuit organization of clonally related excitatory neurons in the juvenile mouse neocortex [J]. eLife,9: e52951.

CARRIERE C H, WANG W X, SING A D, et al. ,2020. The γ-protocadherins regulate the survival of gabaergic interneurons during developmental cell death[J]. Journal of Neuroscience,40(45): 8652-8668.

CARRILLO-REID L, HAN S, YANG W, et al. , 2019. Controlling visually guided behavior by holographic recalling of cortical ensembles[J]. Cell,178(2): 447-457.

CHEN T W, WARDILL T J, SUN Y, et al. ,2013. Ultrasensitive fluorescent proteins for imaging neuronal activity[J]. Nature,499(7458): 295-300.

CHEN W V, MANIATIS T,2013. Clustered protocadherins[J]. Development,140(16): 3297-3302.

CHEN W V, NWAKEZE C L, DENNY C A, et al. ,2017. Pcdhαc2 is required for axonal tiling and assembly of serotonergic circuitries in mice[J]. Science, 356 (6336): 406-411.

CHEREPANOV S M, GERASIMENKO M, YUHI T, et al. ,2021. Oxytocin ameliorates impaired social behavior in a Chd8 haploinsufficiency mouse model of autism[J]. BMC Neuroscience,22(1): 32.

CHETTIH S N, HARVEY C D,2019. Single-neuron perturbations reveal feature-specific competition in V1[J]. Nature,567(7748): 334-340.

CH'NG Y, REID C, 2010. Cellular imaging of visual cortex reveals the spatial and functional organization of spontaneous activity [J]. Frontiers in Integrative Neuroscience,4[2022-01-27]. https://www. frontiersin. org/article/10. 3389/fnint. 2010. 00020.

CICERI G, DEHORTER N, SOLS I, et al. ,2013. Lineage-specific laminar organization of cortical GABAergic interneurons[J]. Nature Neuroscience,16(9): 1199-1210.

CLANCY K B, SCHNEPEL P, RAO A T, et al. , 2015. Structure of a single whisker representation in layer 2 of mouse somatosensory cortex [J]. Journal of Neuroscience,35(9): 3946-3958.

CLAY REID R,ALONSO J M,1995. Specificity of monosynaptic connections from thalamus to visual cortex[J]. Nature,378(6554): 281-284.

CLOPATH C,BÜSING L,VASILAKI E,et al. ,2010. Connectivity reflects coding: a model of voltage-based STDP with homeostasis[J]. Nature Neuroscience,13(3): 344-352.

CORBIN J G,BUTT S J B,2011. Developmental mechanisms for the generation of telencephalic interneurons[J]. Developmental Neurobiology,71(8): 710-732.

COSSELL L,IACARUSO M F,MUIR D R,et al. ,2015. Functional organization of excitatory synaptic strength in primary visual cortex[J]. Nature, 518 (7539): 399-403.

DAIGLE T L,MADISEN L,HAGE T A,et al. ,2018. A suite of transgenic driver and reporter mouse lines with enhanced brain-cell-type targeting and functionality[J]. Cell,174(2): 465-480.

DE GRAAF G,BUCKLEY F,SKOTKO B G,2021. Estimation of the number of people with Down syndrome in Europe[J]. European Journal of Human Genetics,29(3): 402-410.

DE LA TORRE R,DE SOLA S,PONS M,et al. ,2014. Epigallocatechin-3-gallate,a DYRK1A inhibitor,rescues cognitive deficits in down syndrome mouse models and in humans[J]. Molecular Nutrition & Food Research,58(2): 278-288.

DE RUBEIS S,HE X,GOLDBERG A P,et al. ,2014. Synaptic,transcriptional and chromatin genes disrupted in autism[J]. Nature,515(7526): 209-215.

DEFELIPE J,LÓPEZ-CRUZ P L,BENAVIDES-PICCIONE R,et al. ,2013. New insights into the classification and nomenclature of cortical GABAergic interneurons [J]. Nature Reviews Neuroscience,14(3): 202-216.

DEKKER A D,DE DEYN P P,ROTS M G,2014. Epigenetics: The neglected key to minimize learning and memory deficits in Down syndrome[J]. Neuroscience & Biobehavioral Reviews,45: 72-84.

DOLAN B M,DURON S G,CAMPBELL D A,et al. ,2013. Rescue of fragile X syndrome phenotypes in Fmr1 KO mice by the small-molecule PAK inhibitor FRAX486[J]. Proceedings of the National Academy of Sciences, 110 (14): 5671-5676.

DOSHI-VELEZ F,GE Y,KOHANE I,2014. Comorbidity clusters in autism spectrum disorders: an electronic health record time-series analysis[J]. Pediatrics,133(1): e54-e63.

DOUGLAS R J,KOCH C,MAHOWALD M,et al. ,1995. Recurrent excitation in neocortical circuits[J]. Science[2022-02-08]. https://www. science. org/doi/abs/ 10. 1126/science. 7638624.

DOUGLAS R J,MARTIN K A C,2004. Neuronal circuits of the neocortex[J]. Annual

Review of Neuroscience,27(1): 419-451.

DOUGLAS R J,MARTIN K A C,WHITTERIDGE D,1989. A canonical microcircuit for neocortex[J]. Neural Computation,1(4): 480-488.

ECKER A S,BERENS P,KELIRIS G A,et al. ,2010. Decorrelated neuronal firing in cortical microcircuits[J]. Science,327(5965): 584-587.

EL HAJJ N,DITTRICH M,BÖCK J,et al. ,2016. Epigenetic dysregulation in the developing down syndrome cortex[J]. Epigenetics,11(8): 563-578.

ESUMI S,KAKAZU N,TAGUCHI Y,et al. ,2005. Monoallelic yet combinatorial expression of variable exons of the protocadherin-α gene cluster in single neurons [J]. Nature Genetics,37(2): 171-176.

ETHRIDGE L E,WHITE S P,MOSCONI M W,et al. ,2017. Neural synchronization deficits linked to cortical hyper-excitability and auditory hypersensitivity in fragile X syndrome[J]. Molecular Autism,8(1): 22.

FERSTER D,CHUNG S,WHEAT H,1996. Orientation selectivity of thalamic input to simple cells of cat visual cortex[J]. Nature,380(6571): 249-252.

FISER J,CHIU C,WELIKY M,2004. Small modulation of ongoing cortical dynamics by sensory input during natural vision[J]. Nature,431(7008): 573-578.

FISHELL G,KRIEGSTEIN A R,2003. Neurons from radial glia: the consequences of asymmetric inheritance[J]. Current Opinion in Neurobiology,13(1): 34-41.

FLAHERTY E,MANIATIS T,2020. The role of clustered protocadherins in neurodevelopment and neuropsychiatric diseases[J]. Current Opinion in Genetics &. Development,65: 144-150.

GAO P,POSTIGLIONE M P,KRIEGER T G,et al. ,2014. Deterministic progenitor behavior and unitary production of neurons in the neocortex[J]. Cell,159(4): 775-788.

GAO P,SULTAN K T,ZHANG X J,et al. ,2013. Lineage-dependent circuit assembly in the neocortex[J]. Development,140(13): 2645-2655.

GARCIA-MARIN V,KELLY J G,HAWKEN M J,2019. Major feedforward thalamic input into layer 4c of primary visual cortex in primate[J]. Cerebral Cortex,29(1): 134-149.

GARCIA-MARQUES J,ESPINOSA-MEDINA I,LEE T,2021. The art of lineage tracing: From worm to human[J]. Progress in Neurobiology,199: 101966.

GARDINER K,COSTA A C S,2006. The proteins of human chromosome 21[J]. American Journal of Medical Genetics Part C: Seminars in Medical Genetics,142C (3): 196-205.

GARDINER K,FORTNA A,BECHTEL L,et al. ,2003. Mouse models of down syndrome: how useful can they be? Comparison of the gene content of human chromosome 21 with orthologous mouse genomic regions[J]. Gene,318: 137-147.

GARRETT A M,SCHREINER D,LOBAS M A,et al. ,2012. γ-Protocadherins control cortical dendrite arborization by regulating the activity of a FAK/PKC/MARCKS signaling pathway[J]. Neuron,74(2): 269-276.

GELMAN D M,MARTINI F J,NÓBREGA-PEREIRA S,et al. ,2009. The embryonic preoptic area is a novel source of cortical GABAergic interneurons[J]. Journal of Neuroscience,29(29): 9380-9389.

GOEL A,CANTU D A,GUILFOYLE J,et al. ,2018. Impaired perceptual learning in a mouse model of Fragile X syndrome is mediated by parvalbumin neuron dysfunction and is reversible[J]. Nature Neuroscience,21(10): 1404-1411.

GOMPERS A L, SU-FEHER L, ELLEGOOD J, et al. , 2017. Germline Chd8 haploinsufficiency alters brain development in mouse[J]. Nature Neuroscience, 20(8): 1062-1073.

GONZALES-ROJAS R,RANA A N,MASON P,et al. ,2020. The mouse model of fragile X syndrome exhibits deficits in contagious itch behavior[J]. Scientific Reports,10(1): 17679.

GOODMAN K M, RUBINSTEIN R, DAN H, et al. , 2017. Protocadherin cis-dimer architecture and recognition unit diversity[J]. Proceedings of the National Academy of Sciences,114(46): E9829-E9837.

GOODMAN K M,RUBINSTEIN R,THU C A,et al. ,2016. Structural basis of diverse homophilic recognition by clustered α- and β-protocadherins[J]. Neuron,90(4): 709-723.

GUPTA A,TSAI L H,WYNSHAW-BORIS A,2002. Life is a journey: a genetic look at neocortical development[J]. Nature Reviews Genetics,3(5): 342-355.

HABERL M G,ZERBI V,VELTIEN A,et al. ,2015. Structural-functional connectivity deficits of neocortical circuits in the $Fmr1^{-/y}$ mouse model of autism[J]. Science Advances,1(10): e1500775.

HAN Y, MRSIC-FLOGEL T, 2013. A finely tuned cortical amplifier[J]. Nature Neuroscience,16(9): 1166-1168.

HANSEN D V,LUI J H,PARKER P R L,et al. ,2010. Neurogenic radial glia in the outer subventricular zone of human neocortex[J]. Nature,464(7288): 554-561.

HARRIS J A,MIHALAS S,HIROKAWA K E,et al. ,2019. Hierarchical organization of cortical and thalamic connectivity[J]. Nature,575(7781): 195-202.

HARRIS K D,MRSIC-FLOGEL T D,2013. Cortical connectivity and sensory coding [J]. Nature,503(7474): 51-58.

HARRIS K D,SHEPHERD G M G,2015. The neocortical circuit: themes and variations [J]. Nature Neuroscience,18(2): 170-181.

HARWELL C C,FUENTEALBA L C,GONZALEZ-CERRILLO A,et al. ,2015. Wide dispersion and diversity of clonally related inhibitory interneurons[J]. Neuron,

87(5): 999-1007.

HAUBENSAK W, ATTARDO A, DENK W, et al. , 2004. Neurons arise in the basal neuroepithelium of the early mammalian telencephalon: a major site of neurogenesis [J]. Proceedings of the National Academy of Sciences,101(9): 3196-3201.

HE S, LI Z, GE S, et al. , 2015. Inside-out radial migration facilitates lineage-dependent neocortical microcircuit assembly[J]. Neuron,86(5): 1159-1166.

HE X, SANDERS S J, LIU L, et al. , 2013. Integrated model of de novo and inherited genetic variants yields greater power to identify risk genes[J]. PLOS Genetics, 9(8): e1003671.

HEBB D O, 2002. The organization of behavior: a neuropsychological theory[M/OL]. New York: Psychology Press.

HERAULT Y, DELABAR J M, FISHER E M C, et al. , 2017. Rodent models in Down syndrome research: impact and future opportunities [J]. Disease Models & Mechanisms,10(10): 1165-1186.

HIRANO K, KANEKO R, IZAWA T, et al. , 2012. Single-neuron diversity generated by Protocadherin-β cluster in mouse central and peripheral nervous systems [J]. Frontiers in Molecular Neuroscience,5[2022-02-15]. https://www.frontiersin.org/article/10.3389/fnmol.2012.00090.

HOFER S B, KO H, PICHLER B, et al. , 2011. Differential connectivity and response dynamics of excitatory and inhibitory neurons in visual cortex [J]. Nature Neuroscience,14(8): 1045-1052.

HUBEL D H, WIESEL T N, 1962. Receptive fields, binocular interaction and functional architecture in the cat's visual cortex[J]. The Journal of Physiology, 160 (1): 106-154.

HUBEL D H, WIESEL T N, 1968. Receptive fields and functional architecture of monkey striate cortex[J]. The Journal of Physiology,195(1): 215-243.

HUBEL D H, WIESEL T N, 1977. Ferrier lecture-Functional architecture of macaque monkey visual cortex[J]. Proceedings of the Royal Society of London. Series B. Biological Sciences,198(1130): 1-59.

IACARUSO M F, GASLER I T, HOFER S B, 2017. Synaptic organization of visual space in primary visual cortex[J]. Nature,547(7664): 449-452.

IOSSIFOV I, O'ROAK B J, SANDERS S J, et al. , 2014. The contribution of de novo coding mutations to autism spectrum disorder[J]. Nature,515(7526): 216-221.

ISAACSON J S, SCANZIANI M, 2011. How inhibition shapes cortical activity[J]. Neuron,72(2): 231-243.

JABAUDON D, 2017. Fate and freedom in developing neocortical circuits[J]. Nature Communications,8(1): 16042.

JÄKEL S, DIMOU L, 2017. Glial cells and their function in the adult brain: a journey through the history of their ablation[J]. Frontiers in Cellular Neuroscience,11: 24.

JANG J,SONG M,PAIK S B,2020. Retino-cortical mapping ratio predicts columnar and salt-and-pepper organization in mammalian visual cortex[J]. Cell Reports,30(10): 3270-3279. e3.

JERMAKOWICZ W J, CHEN X, KHAYTIN I, et al. , 2009. Relationship between spontaneous and evoked spike-time correlations in primate visual cortex[J]. Journal of Neurophysiology,101(5): 2279-2289.

JI X Y,ZINGG B,MESIK L,et al. ,2016. Thalamocortical innervation pattern in mouse auditory and visual cortex: laminar and cell-type specificity[J]. Cerebral Cortex, 26(6): 2612-2625.

JIA Z,LI J,GE X,et al. ,2020. Tandem CTCF sites function as insulators to balance spatial chromatin contacts and topological enhancer-promoter selection[J]. Genome Biology,21(1): 75.

JIANG X, SHEN S, CADWELL C R, et al. , 2015. Principles of connectivity among morphologically defined cell types in adult neocortex[J]. Science,350(6264)[2021-05-26]. https://science. sciencemag. org/content/350/6264/aac9462.

JIN S, LEE Y K, LIM Y C, et al. , 2013. Global DNA hypermethylation in down syndrome placenta[J]. PLOS Genetics,9(6): e1003515.

JU N,LI Y,LIU F,et al. ,2020. Spatiotemporal functional organization of excitatory synaptic inputs onto macaque V1 neurons[J]. Nature Communications,11(1): 697.

JUNG H, PARK H, CHOI Y, et al. , 2018. Sexually dimorphic behavior, neuronal activity,and gene expression in Chd8-mutant mice[J]. Nature Neuroscience,21(9): 1218-1228.

KANEKO R,KATO H,KAWAMURA Y,et al. ,2006. Allelic gene regulation of pcdh-α and pcdh-γ clusters involving both monoallelic and biallelic expression in single purkinje cells[J]. Journal of Biological Chemistry,281(41): 30551-30560.

KANOLD P O, NELKEN I, POLLEY D B, 2014. Local versus global scales of organization in auditory cortex[J]. Trends in Neurosciences,37(9): 502-510.

KASCHUBE M,2014. Neural maps versus salt-and-pepper organization in visual cortex [J]. Current Opinion in Neurobiology,24: 95-102.

KATORI S,NOGUCHI-KATORI Y,OKAYAMA A,et al. ,2017. Protocadherin-αC2 is required for diffuse projections of serotonergic axons [J]. Scientific Reports, 7(1): 15908.

KEPECS A,FISHELL G,2014. Interneuron cell types are fit to function[J]. Nature, 505(7483): 318-326.

KERKEL K, SCHUPF N, HATTA K, et al. , 2010. Altered DNA methylation in leukocytes with trisomy 21[J]. PLOS Genetics,6(11): e1001212.

KERLIN A M,ANDERMANN M L,BEREZOVSKII V K,et al. ,2010. Broadly tuned

response properties of diverse inhibitory neuron subtypes in mouse visual cortex[J].
Neuron,67(5): 858-871.

KESSARIS N, FOGARTY M, IANNARELLI P, et al. , 2006. Competing waves of
oligodendrocytes in the forebrain and postnatal elimination of an embryonic lineage
[J]. Nature Neuroscience,9(2): 173-179.

KISSINGER S T, WU Q, QUINN C J, et al. , 2020. Visual experience-dependent
oscillations and underlying circuit connectivity changes are impaired in fmr1 ko mice
[J]. Cell Reports,31(1): 107486.

KO H, COSSELL L, BARAGLI C, et al. , 2013. The emergence of functional
microcircuits in visual cortex[J]. Nature,496(7443): 96-100.

KO H,HOFER S B,PICHLER B, et al. ,2011. Functional specificity of local synaptic
connections in neocortical networks[J]. Nature,473(7345): 87-91.

KO H, MRSIC-FLOGEL T D, HOFER S B, 2014. Emergence of feature-specific
connectivity in cortical microcircuits in the absence of visual experience[J]. Journal
of Neuroscience,34(29): 9812-9816.

KOHMURA N,SENZAKI K,HAMADA S,et al. ,1998. Diversity revealed by a novel
family of cadherins expressed in neurons at a synaptic complex[J]. Neuron,20(6):
1137-1151.

KOHN A,SMITH M A,2005. Stimulus dependence of neuronal correlation in primary
visual cortex of the macaque[J]. Journal of Neuroscience,25(14): 3661-3673.

KONDO S, YOSHIDA T, OHKI K, 2016. Mixed functional microarchitectures for
orientation selectivity in the mouse primary visual cortex [J]. Nature
Communications,7(1): 13210.

KOSTADINOV D,SANES J R,2015. Protocadherin-dependent dendritic self-avoidance
regulates neural connectivity and circuit function[J]. eLife,4: e08964.

KOULAKOV A A, CHKLOVSKII D B, 2001. Orientation preference patterns in
mammalian visual cortex: a wire length minimization approach[J]. Neuron,29(2):
519-527.

KOWALCZYK T, PONTIOUS A, ENGLUND C, et al. , 2009. Intermediate neuronal
progenitors(basal progenitors) produce pyramidal-projection neurons for all layers
of cerebral cortex[J]. Cerebral Cortex,19(10): 2439-2450.

KREILE A K, BONHOEFFER T, HÜBENER M, 2011. Altered visual experience
induces instructive changes of orientation preference in mouse visual cortex[J].
Journal of Neuroscience,31(39): 13911-13920.

KREMKOW J, JIN J, WANG Y, et al. , 2016. Principles underlying sensory map
topography in primary visual cortex[J]. Nature,533(7601): 52-57.

KRIEGSTEIN A, NOCTOR S, MARTÍNEZ-CERDEÑO V, 2006. Patterns of neural
stem and progenitor cell division may underlie evolutionary cortical expansion[J].

Nature Reviews Neuroscience,7(11): 883-890.

KRIEGSTEIN A R, NOCTOR S C, 2004. Patterns of neuronal migration in the embryonic cortex[J]. Trends in Neurosciences,27(7): 392-399.

KWEON H, JUNG W B, IM G H, et al. , 2021. Excitatory neuronal CHD8 in the regulation of neocortical development and sensory-motor behaviors [J]. Cell Reports,34(8): 108780.

LAHAM A J, SABER-AYAD M, EL-AWADY R, 2021. DYRK1A: a down syndrome-related dual protein kinase with a versatile role in tumorigenesis[J]. Cellular and Molecular Life Sciences,78(2): 603-619.

LAWRENCE ZIPURSKY S, GRUEBER W B, 2013. The molecular basis of self-avoidance[J]. Annual Review of Neuroscience,36(1): 547-568.

LEE K S, HUANG X, FITZPATRICK D, 2016. Topology of ON and OFF inputs in visual cortex enables an invariant columnar architecture[J]. Nature,533(7601): 90-94.

LEE W C A, BONIN V, REED M, et al. , 2016. Anatomy and function of an excitatory network in the visual cortex[J]. Nature,532(7599): 370-374.

LEFEBVRE J L, 2017. Neuronal territory formation by the atypical cadherins and clustered protocadherins [J]. Seminars in Cell & Developmental Biology, 69: 111-121.

LEFEBVRE J L, KOSTADINOV D, CHEN W V, et al. , 2012. Protocadherins mediate dendritic self-avoidance in the mammalian nervous system[J]. Nature,488(7412): 517-521.

LEFEBVRE J L, ZHANG Y, MEISTER M, et al. , 2008. γ-Protocadherins regulate neuronal survival but are dispensable for circuit formation in retina [J]. Development,135(24): 4141-4151.

LEFORT S, TOMM C, SARRIA J C F, et al. ,2009. The excitatory neuronal network of the c2 barrel column in mouse primary somatosensory cortex[J]. Neuron,61(2): 301-316.

LEMESSURIER A M, LABOY-JUÁREZ K J, MCCLAIN K, et al. , 2019. Enrichment drives emergence of functional columns and improves sensory coding in the whisker map in L2/3 of mouse S1[J]. eLife,8: e46321.

LEVY J A, LAFLAMME C W, TSAPRAILIS G, et al. , 2021. Dyrk1a mutations cause undergrowth of cortical pyramidal neurons via dysregulated growth factor signaling [J]. Biological Psychiatry,90(5): 295-306.

LI L Y, LI Y T, ZHOU M, et al. , 2013. Intracortical multiplication of thalamocortical signals in mouse auditory cortex[J]. Nature Neuroscience,16(9): 1179-1181.

LI Y, LU H, CHENG P L, et al. , 2012. Clonally related visual cortical neurons show similar stimulus feature selectivity[J]. Nature,486(7401): 118-121.

LI Y, STOCKTON M E, EISINGER B E, et al. , 2018. Reducing histone acetylation rescues cognitive deficits in a mouse model of Fragile X syndrome[J]. Nature Communications, 9(1): 2494.

LI Y T, IBRAHIM L A, LIU B H, et al. , 2013. Linear transformation of thalamocortical input by intracortical excitation[J]. Nature Neuroscience, 16(9): 1324-1330.

LIEN A D, SCANZIANI M, 2013. Tuned thalamic excitation is amplified by visual cortical circuits[J]. Nature Neuroscience, 16(9): 1315-1323.

LLORCA A, CICERI G, BEATTIE R, et al. , 2019. A stochastic framework of neurogenesis underlies the assembly of neocortical cytoarchitecture[J]. eLife, 8: e51381.

LODATO S, ARLOTTA P, 2015. Generating neuronal diversity in the mammalian cerebral cortex[J]. Annual Review of Cell and Developmental Biology, 31: 699-720.

LORENTE DE NO R, 1938. Cerebral cortex: architecture, intracortical connections, motor projections[J]. Physiology of the Nervous System: 288-313.

LUCZAK A, BARTHÓ P, HARRIS K D, 2009. Spontaneous events outline the realm of possible sensory responses in neocortical populations[J]. Neuron, 62(3): 413-425.

LUI J H, HANSEN D V, KRIEGSTEIN A R, 2011. Development and evolution of the human neocortex[J]. Cell, 146(1): 18-36.

LUO P, LI A, ZHENG Y, et al. , 2019. Whole brain mapping of long-range direct input to glutamatergic and GABAergic neurons in motor cortex[J]. Frontiers in Neuroanatomy, 13[2022-02-08]. https://www. frontiersin. org/article/10. 3389/fnana. 2019. 00044.

LV X, LI S, LI J, et al. , 2022. Patterned cPCDH expression regulates the fine organization of the neocortex[J]. Nature: 1-9.

MA J, SHEN Z, YU Y C, et al. , 2018. Neural lineage tracing in the mammalian brain [J]. Current Opinion in Neurobiology, 50: 7-16.

MACLEAN J N, WATSON B O, AARON G B, et al. , 2005. Internal dynamics determine the cortical response to thalamic stimulation[J]. Neuron, 48(5): 811-823.

MALATESTA P, HARTFUSS E, GOTZ M, 2000. Isolation of radial glial cells by fluorescent-activated cell sorting reveals a neuronal lineage[J]. Development, 127(24): 5253-5263.

MANCIA LEON W R, SPATAZZA J, RAKELA B, et al. , 2020. Clustered gamma-protocadherins regulate cortical interneuron programmed cell death[J]. eLife, 9: e55374.

MANFREDI-LOZANO M, LEYSEN V, ADAMO M, et al. , 2022. GnRH replacement rescues cognition in Down syndrome[J]. Science, 377(6610): eabq4515.

MARDINLY A R, OLDENBURG I A, PÉGARD N C, et al. , 2018. Precise multimodal

optical control of neural ensemble activity[J]. Nature Neuroscience, 21 (6):
881-893.

MARSHEL J H, KIM Y S, MACHADO T A, et al. ,2019. Cortical layer-specific critical
dynamics triggering perception[J]. Science,365(6453): eaaw5202.

MAYER C, BANDLER R C, FISHELL G, 2016. Lineage is a poor predictor of
interneuron positioning within the forebrain[J]. Neuron,92(1): 45-51.

MAYER C, JAGLIN X H, COBBS L V, et al. , 2015. Clonally related forebrain
interneurons disperse broadly across both functional areas and structural boundaries
[J]. Neuron,87(5): 989-998.

MCDONALD N M, SENTURK D, SCHEFFLER A, et al. , 2020. Developmental
trajectories of infants with multiplex family risk for autism: a baby siblings research
consortium study[J]. JAMA Neurology,77(1): 73-81.

MEINECKE D L, PETERS A, 1987. GABA immunoreactive neurons in rat visual cortex
[J]. Journal of Comparative Neurology,261(3): 388-404.

MILLER K D, 1994. A model for the development of simple cell receptive fields and the
ordered arrangement of orientation columns through activity-dependent competition
between ON- and OFF-center inputs[J]. Journal of Neuroscience,14(1): 409-441.

MILLER K D, 2016. Canonical computations of cerebral cortex[J]. Current Opinion in
Neurobiology,37: 75-84.

MIYATA T, KAWAGUCHI A, OKANO H, et al. ,2001. Asymmetric inheritance of
radial glial fibers by cortical neurons[J]. Neuron,31(5): 727-741.

MIYOSHI G, HJERLING-LEFFLER J, KARAYANNIS T, et al. , 2010. Genetic fate
mapping reveals that the caudal ganglionic eminence produces a large and diverse
population of superficial cortical interneurons[J]. Journal of Neuroscience,30(5):
1582-1594.

MOUNTCASTLE V B, 1957. Modality and topographic properties of single neurons of
cat's somatic sensory cortex[J]. Journal of Neurophysiology,20(4): 408-434.

MOUNTOUFARIS G, CHEN W V, HIRABAYASHI Y, et al. ,2017. Multicluster pcdh
diversity is required for mouse olfactory neural circuit assembly[J]. Science,
356(6336): 411-414.

NADARAJAH B, PARNAVELAS J G, 2002. Modes of neuronal migration in the
developing cerebral cortex[J]. Nature Reviews Neuroscience,3(6): 423-432.

NAUHAUS I, BUSSE L, CARANDINI M, et al. ,2009. Stimulus contrast modulates
functional connectivity in visual cortex[J]. Nature Neuroscience,12(1): 70-76.

NELSON S B, VALAKH V, 2015. Excitatory/inhibitory balance and circuit homeostasis
in autism spectrum disorders[J]. Neuron,87(4): 684-698.

NOCTOR S C, FLINT A C, WEISSMAN T A, et al. ,2001. Neurons derived from radial
glial cells establish radial units in neocortex[J]. Nature,409(6821): 714-720.

NOCTOR S C,MARTÍNEZ-CERDEÑO V,IVIC L,et al. ,2004. Cortical neurons arise in symmetric and asymmetric division zones and migrate through specific phases [J]. Nature Neuroscience,7(2): 136-144.

OHIORHENUAN I E,MECHLER F,PURPURA K P,et al. ,2010. Sparse coding and high-order correlations in fine-scale cortical networks [J]. Nature, 466 (7306): 617-621.

OHKI K,CHUNG S, CH'NG Y H,et al. ,2005. Functional imaging with cellular resolution reveals precise micro-architecture in visual cortex[J]. Nature,433(7026): 597-603.

OHKI K,CHUNG S, KARA P,et al. ,2006. Highly ordered arrangement of single neurons in orientation pinwheels[J]. Nature,442(7105): 925-928.

OHKI K,REID R C,2007. Specificity and randomness in the visual cortex[J]. Current Opinion in Neurobiology,17(4): 401-407.

OHTSUKI G, NISHIYAMA M, YOSHIDA T, et al. , 2012. Similarity of visual selectivity among clonally related neurons in visual cortex[J]. Neuron, 75 (1): 65-72.

OLIVAS N,QUINTANAR-ZILINSKAS V,NENADIC Z,et al. ,2012. Laminar circuit organization and response modulation in mouse visual cortex[J]. Frontiers in Neural Circuits, 6 [2022-02-13]. https://www. frontiersin. org/article/10. 3389/fncir. 2012. 00070.

ORTIZ-ÁLVAREZ G,DACLIN M,SHIHAVUDDIN A,et al. ,2019. Adult neural stem cells and multiciliated ependymal cells share a common lineage regulated by the geminin family members[J]. Neuron,102(1): 159-172.

PACKER A M,RUSSELL L E,DALGLEISH H W P,et al. ,2015. Simultaneous all-optical manipulation and recording of neural circuit activity with cellular resolution in vivo[J]. Nature Methods,12(2): 140-146.

PEIRCE J W, 2007. PsychoPy-Psychophysics software in Python [J]. Journal of Neuroscience Methods,162(1/2): 8-13.

PLATT R J, ZHOU Y, SLAYMAKER I M, et al. , 2017. Chd8 mutation leads to autistic-like behaviors and impaired striatal circuits [J]. Cell Reports, 19 (2): 335-350.

POLIOUDAKIS D, DE LA TORRE-UBIETA L, LANGERMAN J, et al. , 2019. A single-cell transcriptomic atlas of human neocortical development during mid-gestation[J]. Neuron,103(5): 785-801.

POURQUIER H,PIGNEUX J, HORIOT J C,et al. ,1987. Long-term results of the treatment with physical agents exclusively in a series of cancers of the uterine cervix. Cooperative study of 1,383 cases[J]. Journal de Gynecologie,Obstetrique et Biologie de La Reproduction,16(7): 935-942.

RAIS M,BINDER D K,RAZAK K A,et al. ,2018. Sensory processing phenotypes in fragile X syndrome[J]. ASN Neuro,10: 1759091418801092.

RAKIC P, 1972. Mode of cell migration to the superficial layers of fetal monkey neocortex[J]. Journal of Comparative Neurology,145(1): 61-83.

RAKIC P,1988. Specification of cerebral cortical areas[J]. Science,241(4862): 170-176.

REDMOND S A,FIGUERES-OÑATE M,OBERNIER K,et al. ,2019. Development of ependymal and postnatal neural stem cells and their origin from a common embryonic progenitor[J]. Cell Reports,27(2): 429-441.

REN S Q, LI Z, LIN S, et al. , 2019. Precise long-range microcircuit-to-microcircuit communication connects the frontal and sensory cortices in the mammalian brain [J]. Neuron,104(2): 385-401.

RENART A, ROCHA J de la, BARTHO P,et al. ,2010. The asynchronous state in cortical circuits[J]. Science[2022-01-27]. https://www. science. org/doi/abs/10. 1126/science. 1179850.

RINGACH D L, 2004. Haphazard wiring of simple receptive fields and orientation columns in visual cortex[J]. Journal of Neurophysiology,92(1): 468-476.

ROSSI L F,HARRIS K D,CARANDINI M,2020. Spatial connectivity matches direction selectivity in visual cortex[J]. Nature,588(7839): 648-652.

RUBENSTEIN J L R,MERZENICH M M,2003. Model of autism: increased ratio of excitation/inhibition in key neural systems[J]. Genes,Brain and Behavior,2(5): 255-267.

RUBIN D B, VAN HOOSER S D, MILLER K D, 2015. The stabilized supralinear network: a unifying circuit motif underlying multi-input integration in sensory cortex[J]. Neuron,85(2): 402-417.

RUBINSTEIN R,GOODMAN K M,MANIATIS T,et al. ,2017. Structural origins of clustered protocadherin-mediated neuronal barcoding [J]. Seminars in Cell & Developmental Biology,69: 140-150.

RUBINSTEIN R,THU C A,GOODMAN K M,et al. ,2015. Molecular logic of neuronal self-recognition through protocadherin domain interactions [J]. Cell, 163 (3): 629-642.

RUDY B,FISHELL G,LEE S,et al. ,2011. Three groups of interneurons account for nearly 100% of neocortical GABAergic neurons[J]. Developmental Neurobiology, 71(1): 45-61.

SANDERS S J, HE X, WILLSEY A J, et al. , 2015. Insights into autism spectrum disorder genomic architecture and biology from 71 risk loci[J]. Neuron,87(6): 1215-1233.

SANES J R, ZIPURSKY S L, 2020. Synaptic specificity, recognition molecules, and assembly of neural circuits[J]. Cell,181(3): 536-556.

SATTERSTROM F K, KOSMICKI J A, WANG J, et al. , 2020. Large-scale exome sequencing study implicates both developmental and functional changes in the neurobiology of autism[J]. Cell,180(3): 568-584.

SCHOLL B, THOMAS C I, RYAN M A, et al. , 2021. Cortical response selectivity derives from strength in numbers of synapses[J]. Nature,590(7844): 111-114.

SCHOLL B,WILSON D E,FITZPATRICK D,2017. Local order within global disorder: synaptic architecture of visual space[J]. Neuron,96(5): 1127-1138.

SCHREINER D,WEINER J A,2010. Combinatorial homophilic interaction between γ-protocadherin multimers greatly expands the molecular diversity of cell adhesion [J]. Proceedings of the National Academy of Sciences,107(33): 14893-14898.

SEEMAN S C,CAMPAGNOLA L,DAVOUDIAN P A,et al. ,2018. Sparse recurrent excitatory connectivity in the microcircuit of the adult mouse and human cortex[J]. eLife,7: e37349.

SHEN Z, LIN Y, YANG J, et al. , 2021. Distinct progenitor behavior underlying neocortical gliogenesis related to tumorigenesis[J]. Cell Reports,34(11): 108853.

SHMUEL A,GRINVALD A,1996. Functional organization for direction of motion and its relationship to orientation maps in cat area 18 [J]. Journal of Neuroscience, 16(21): 6945-6964.

SMART I H,MCSHERRY G M,1986a. Gyrus formation in the cerebral cortex in the ferret. I. description of the external changes. [J]. Journal of Anatomy, 146: 141-152.

SMART I H,MCSHERRY G M,1986b. Gyrus formation in the cerebral cortex of the ferret. II. Description of the internal histological changes. [J]. Journal of Anatomy, 147: 27-43.

SMITH G B,FITZPATRICK D,2012. Specifying cortical circuits: a role for cell lineage [J]. Neuron,75(1): 4-5.

SMITH G B,SEDERBERG A,ELYADA Y M,et al. ,2015. The development of cortical circuits for motion discrimination[J]. Nature Neuroscience,18(2): 252-261.

SMITH M A, KOHN A, 2008. Spatial and temporal scales of neuronal correlation in primary visual cortex[J]. Journal of Neuroscience,28(48): 12591-12603.

SMITH S L, HÄUSSER M, 2010. Parallel processing of visual space by neighboring neurons in mouse visual cortex[J]. Nature Neuroscience,13(9): 1144-1149.

SONG M,JANG J,KIM G,et al. ,2021. Projection of orthogonal tiling from the retina to the visual cortex[J]. Cell Reports,34(1): 108581.

SPANJAARD B, HU B, MITIC N, et al. ,2018. Simultaneous lineage tracing and cell-type identification using CRISPR-Cas9-induced genetic scars [J]. Nature Biotechnology,36(5): 469-473.

STARBUCK J M, LLAMBRICH S, GONZÀLEZ R, et al. , 2021. Green tea extracts containing epigallocatechin-3-gallate modulate facial development in Down syndrome [J]. Scientific Reports,11(1): 4715.

STEINMETZ N A,BUETFERING C,LECOQ J,et al. ,2017. Aberrant cortical activity in multiple gcamp6-expressing transgenic mouse lines[J]. eNeuro[2021-03-15]. https://www. eneuro. org/content/early/2017/09/04/ENEURO. 0207-17. 2017.

STRINGER C, PACHITARIU M, STEINMETZ N, et al. , 2019. High-dimensional geometry of population responses in visual cortex[J]. Nature,571(7765): 361-365.

SULTAN K T, HAN Z, ZHANG X J, et al. , 2016. Clonally related GABAergic interneurons do not randomly disperse but frequently form local clusters in the forebrain[J]. Neuron,92(1): 31-44.

SZATMARI P,GEORGIADES S,DUKU E,et al. ,2015. Developmental trajectories of symptom severity and adaptive functioning in an inception cohort of preschool children with autism spectrum disorder[J]. JAMA Psychiatry,72(3): 276-283.

TAMAMAKI N, NAKAMURA K, OKAMOTO K, et al. , 2001. Radial glia is a progenitor of neocortical neurons in the developing cerebral cortex[J]. Neuroscience Research,41(1): 51-60.

TANAKA D, NAKAYA Y, YANAGAWA Y, et al. , 2003. Multimodal tangential migration of neocortical GABAergic neurons independent of GPI-anchored proteins [J]. Development,130(23): 5803-5813.

TANIGUCHI H, 2014. Genetic dissection of GABAergic neural circuits in mouse neocortex[J]. Frontiers in Cellular Neuroscience, 8[2022-02-05]. https://www. frontiersin. org/article/10. 3389/fncel. 2014. 00008.

TASIC B,NABHOLZ C E,BALDWIN K K,et al. ,2002. Promoter choice determines splice site selection in protocadherin α and γ Pre-mRNA splicing[J]. Molecular Cell, 10(1): 21-33.

TASIC B,YAO Z,GRAYBUCK L T,et al. ,2018. Shared and distinct transcriptomic cell types across neocortical areas[J]. Nature,563(7729): 72-78.

TEMBURNI M K, JACOB M H, 2001. New functions for glia in the brain [J]. Proceedings of the National Academy of Sciences,98(7): 3631-3632.

THU C A,CHEN W V,RUBINSTEIN R,et al. ,2014. Single-cell identity generated by combinatorial homophilic interactions between α,β,and γ protocadherins[J]. Cell, 158(5): 1045-1059.

TISCHBIREK C H,NODA T,TOHMI M,et al. ,2019. In vivo functional mapping of a cortical column at single-neuron resolution[J]. Cell Reports,27(5): 1319-1326.

TISSIR F,GOFFINET A M, 2003. Reelin and brain development[J]. Nature Reviews Neuroscience,4(6): 496-505.

TORII M, HASHIMOTO-TORII K, LEVITT P, et al. ,2009. Integration of neuronal clones in the radial cortical columns by EphA and ephrin-A signalling[J]. Nature,

461(7263): 524-528.

TOYODA S, KAWAGUCHI M, KOBAYASHI T, et al., 2014. Developmental epigenetic modification regulates stochastic expression of clustered protocadherin genes, generating single neuron diversity[J]. Neuron,82(1): 94-108.

TSODYKS M, KENET T, GRINVALD A, et al., 1999. Linking spontaneous activity of single cortical neurons and the underlying functional architecture[J]. Science[2022-01-27]. https://www.science.org/doi/abs/10.1126/science.286.5446.1943.

TURRERO GARCÍA M, MAZZOLA E, HARWELL C C, 2016. Lineage relationships do not drive mge/poa-derived interneuron clustering in the brain[J]. Neuron,92(1): 52-58.

VASA R A, MOSTOFSKY S H, EWEN J B, 2016. The disrupted connectivity hypothesis of autism spectrum disorders: time for the next phase in research[J]. Biological Psychiatry: Cognitive Neuroscience and Neuroimaging,1(3): 245-252.

WAGNER D E, KLEIN A M, 2020. Lineage tracing meets single-cell omics: opportunities and challenges[J]. Nature Reviews Genetics,21(7): 410-427.

WAIZBARD-BARTOV E, FERRER E, YOUNG G S, et al., 2021. Trajectories of autism symptom severity change during early childhood [J]. Journal of Autism and Developmental Disorders,51(1): 227-242.

WANG X, SU H, BRADLEY A, 2002. Molecular mechanisms governing Pcdh-γ gene expression: Evidence for a multiple promoter and cis-alternative splicing model[J]. Genes & Development,16(15): 1890-1905.

WERTZ A, TRENHOLM S, YONEHARA K, et al., 2015. Single-cell-initiated monosynaptic tracing reveals layer-specific cortical network modules[J]. Science, 349(6243): 70-74.

WILLIAMS B P, PRICE J, 1995. Evidence for multiple precursor cell types in the embryonic rat cerebral cortex[J]. Neuron,14(6): 1181-1188.

WILSON D E, SCHOLL B, FITZPATRICK D, 2018. Differential tuning of excitation and inhibition shapes direction selectivity in ferret visual cortex[J]. Nature,560(7716): 97-101.

WILSON D E, SMITH G B, JACOB A L, et al., 2017. GABAergic neurons in ferret visual cortex participate in functionally specific networks [J]. Neuron, 93 (5): 1058-1065.

WILSON D E, WHITNEY D E, SCHOLL B, et al., 2016. Orientation selectivity and the functional clustering of synaptic inputs in primary visual cortex [J]. Nature Neuroscience,19(8): 1003-1009.

WONDERS C P, ANDERSON S A, 2006. The origin and specification of cortical interneurons[J]. Nature Reviews Neuroscience,7(9): 687-696.

WU Q, JIA Z, 2021. Wiring the brain by clustered protocadherin neural codes [J].

Neuroscience Bulletin,37(1): 117-131.

WU Q,MANIATIS T,1999. A striking organization of a large family of human neural cadherin-like cell adhesion genes[J]. Cell,97(6): 779-790.

WU Q,ZHANG T,CHENG J F,et al.,2001. Comparative DNA sequence analysis of mouse and human protocadherin gene clusters[J]. Genome Research, 11 (3): 389-404.

YAGI T,2012. Molecular codes for neuronal individuality and cell assembly in the brain [J]. Frontiers in Molecular Neuroscience, 5 [2022-01-21]. https://www.frontiersin.org/article/10.3389/fnmol.2012.00045.

YAMASAKI T, MAEKAWA T, FUJITA T, et al., 2017. Connectopathy in autism spectrum disorders: a review of evidence from visual evoked potentials and diffusion magnetic resonance imaging [J]. Frontiers in Neuroscience, 11 [2022-02-10]. https://www.frontiersin.org/article/10.3389/fnins.2017.00627.

YANG W, CARRILLO-REID L, BANDO Y, et al., 2018. Simultaneous two-photon imaging and two-photon optogenetics of cortical circuits in three dimensions[J]. eLife,7: e32671.

YIN X,JIN N,SHI J,et al.,2017. Dyrk1A overexpression leads to increase of 3R-tau expression and cognitive deficits in Ts65Dn Down syndrome mice[J]. Scientific Reports,7(1): 619.

YOSHIMURA Y,DANTZKER J L M,CALLAWAY E M,2005. Excitatory cortical neurons form fine-scale functional networks[J]. Nature,433(7028): 868-873.

YU Y C,BULTJE R S,WANG X,et al.,2009. Specific synapses develop preferentially among sister excitatory neurons in the neocortex[J]. Nature,458(7237): 501-504.

YU Y C, HE S, CHEN S, et al., 2012. Preferential electrical coupling regulates neocortical lineage-dependent microcircuit assembly [J]. Nature, 486 (7401): 113-117.

YUSTE R,PEINADO A,KATZ L,1992. Neuronal domains in developing neocortex[J]. Science,257(5070): 665-669.

ZHANG Y,LIU G,GUO T,et al.,2020a. Cortical neural stem cell lineage progression is regulated by extrinsic signaling molecule sonic hedgehog[J]. Cell Reports,30(13): 4490-4504.

ZHANG Y, ZENG F, HAN X, et al., 2020b. Lineage tracing: technology tool for exploring the development, regeneration, and disease of the digestive system[J]. Stem Cell Research & Therapy,11(1): 438.

ZIPURSKY S L,SANES J R,2010. Chemoaffinity revisited: dscams,protocadherins,and neural circuit assembly[J]. Cell,143(3): 343-353.

ZONG H,ESPINOSA J S,SU H H,et al.,2005. Mosaic analysis with double markers in mice[J]. Cell,121(3): 479-492.

在学期间完成的相关学术成果

1. **Lin Yang**[*],Zhang Xinjun[*],Yang Jiajun,Li Shuo,Li Laura,Lv Xiaohui,Ma Jian,Shi Songhai. Developmental neuronal origin regulates neocortical map function[J]. Cell Reports,2023,42:112170. (* co-first author)
2. Shen Zhongfu[*],**Lin Yang**[*],Yang Jiajun,David J. Jörg,Peng Yuwei,Zhang Xiuli,Xu Yifan,Luisirene Hernandez, Ma Jian,Benjamin D. Simons, Shi Song Hai. Distinct progenitor behavior underlying neocortical gliogenesis related to tumorigenesis[J]. Cell Reports,202,34:108853. (* co-first author)
3. **Lin Yang**,Yang Jiajun,Shen Zhongfu,Ma Jian,Benjamin D. Simons,Shi Songhai. Behavior and lineage progression of neural progenitors in the mammalian cortex[J]. Current Opinion in Neurobiology,2021,66:144-157.
4. Lv Xiaohui[*],Li Shuo[*],Li Jingwei,Yu Xiangyu,Ge Xiao,Li Bo,Hu Shuhan,**Lin Yang**,Zhang Songbo,Yang Jiajun,Zhang Xiuli,Yan Jie,Alexandra L. Joyner,Shi Hang,Wu Qiang,Shi Songhai. Patterned cPCDH expression regulates the fine organization of the neocortex[J]. Nature,2022,612:503-511. (* co-first author)

致　　谢

在论文完成之际，我要向这六年来帮助过我的人表达感谢。

感谢我的导师时松海老师。时老师对科学问题极具敏锐的洞察力，独到的见解，渊博的专业知识，严谨的治学态度，敢拼敢闯无畏困难的决心与勇气一直深深地影响着我。在此我衷心地祝愿您身体健康，率领实验室勇攀科学巅峰。

感谢马健师姐和沈忠福师兄在我加入实验室之初教会我很多基础实验，为我接下来独立开展课题夯实了基础。感谢张鑫军师兄，完成了本论文中全部的电生理记录。感谢实验室和我一起并肩奋斗的伙伴们，以及我带过的所有师弟师妹们，你们独到的见解总能给我提供解决问题的新思路。感谢赵老师、鲍老师对实验室所有人的关心呵护，让实验室充满了家的温馨。感谢秀丽姐、彭老师在实验动物安排和管理上的帮助。

感谢日本东京大学 Kenichi Ohki 教授及其实验室所有成员，在那度过的短短 20 天令我至今难忘。在那里学习的手术、注射、成像以及数据分析都是我开展本课题的基础，没有这段珍贵的学习经历，也就不会有我现在用文字记录的这段研究。

感谢麦戈文办公室钱文丽老师、程思巧老师、程舒莹老师对我们学生的关爱，他们组织了非常多优秀的学术、文化和体育活动。感谢清华大学实验动物中心在实验动物照顾、管理上给予的帮助。感谢细胞影像平台和细胞生物学平台提供的优质培训课程。感谢双光子显微镜的工程师们，虽然仪器出问题的时候我总是非常恼火，但是在和你们一起调试的过程中我也学到了很多新知识、新本领。

感谢父母、家人和朋友们的一路支持，今天我以你们为骄傲，明天你们以我为骄傲。